Peter Bamm, 1897 geboren, war Sachse. Als Schiffsarzt und als Kassenarzt, als Chirurg und als studierter Sinologe hat er die Welt und die Menschen kennengelernt. Mit 26 Jahren begann er, für die *Deutsche Allgemeine Zeitung* nachdenkliche und heitere Feuilletons zu schreiben, die er während der Nazizeit, obwohl ein unbequemer Autor, in zwei Bänden veröffentlichte (heute: »Die kleine Weltlaterne« und »Anarchie mit Liebe«). Nach dem Zweiten Weltkrieg, den er als Militärarzt durchlebte, wurde Peter Bamm zu einem der meistgelesenen deutschen Autoren. Sein Bericht über den Rußlandfeldzug, »Die unsichtbare Flagge«, wurde ein außergewöhnlicher Erfolg. Es folgten viele erfolgreiche Bücher wie »Frühe Stätten der Christenheit«, »Welten des Glaubens« und »Alexander oder Die Verwandlung der Welt«. 1972 veröffentlichte er seine Autobiographie »Eines Menschen Zeit«. Seit 1956 war er Mitglied der Deutschen Akademie für Sprache und Dichtung und seit 1957 des PEN-Zentrums der Bundesrepublik Deutschland. 1972 erhielt er das große Bundesverdienstkreuz. Peter Bamm starb 1975 in der Schweiz.

Von *Peter Bamm* sind außerdem als Knaur-Taschenbücher erschienen:

»Anarchie mit Liebe« (Band 88)
»Die kleine Weltlaterne« (Band 105)
»Adam und der Affe« (Band 272)
»Eines Menschen Zeit« (Band 417)
»Am Rande der Schöpfung« (Band 424)
»Ein Leben lang« (Band 596)
»Eines Menschen Einfälle« (Band 645)
»Die unsichtbare Flagge« (Band 3016)
»Frühe Stätten der Christenheit« (Band 3042)
»An den Küsten des Lichts« (Band 3195)
»Alexander oder Die Verwandlung der Welt« (Band 3223)
»Alexander der Große« (Band 3265)

und als Taschenbuch-Kassette mit 5 Bänden:

»Sämtliche Werke« (Band 451)

Vollständige Taschenbuchausgabe
Droemersche Verlagsanstalt Th. Knaur Nachf. München
© 1956 Deutsche Verlags-Anstalt GmbH, Stuttgart
Genehmigte Lizenzausgabe
Umschlaggestaltung Horst Lemke
Gesamtherstellung Ebner Ulm
Printed in Germany · 11 · 4 · 384
ISBN 3-426-00166-7

Gesamtauflage dieser Ausgabe: 117 000

Peter Bamm:
Ex ovo

Essays über die Medizin

Inhalt

Der Weg ins Unbekannte 5
Therapie als moralisches Problem 9
Das Schicksalsleder 13
Von der Umwelt der Wissenschaft 19
Täuschungen 24
Glanz und Elend der Diagnose 36
Die Idee des Krankheitsbildes 43
Virchow und das 19. Jahrhundert 53
Der Adam der Wissenschaft 63
Über die Krise in der Medizin 72
Atom und Individuum 81
Das Schnupftuch des Paracelsus 88
Der Stein der Weisen 95
Von Assisi bis Bikini 107
Krankheitsbild der Technik 119
Das neue Denken 130
Die Wissenschaft vom Leben 142
Der Weg ins Unbekannte 155

Der Weg ins Unbekannte

Die Sorge um das Schicksal seiner Völker hat Kaiser Karl V. in mancher Nacht des Schlafes beraubt. Er pflegte dann, in seine Pelze gehüllt, am Kamin zu sitzen. Die Sorge, in ihren säkularen Lumpen, saß ihm gegenüber, bis die Nacht vorüber war – zwei Majestäten, die miteinander Geschäfte hatten.
Ein halbes Gramm vom Natriumsalz der Diaethylbarbitursäure hätte den Herrscher der Welt von der Sorge befreien können. Ein halbes Gramm eines weißen Pulvers hätte die Sorge betäuben und dem Herrn des Abendlandes den Schlaf bringen können. Ein Geheimnis – ein Geheimnis, dessen Aufklärung zu damaliger Zeit als ein Wunder erschienen wäre – wurde durch den Fleiß von Jahrhunderten in ein kleines, weißes Häufchen Pulver gebannt. Es birgt eine der Gaben der Götter, die Quelle der menschlichen Verjüngung – den Schlaf. Der moderne Mensch schluckt das Pulver, schläft ein und denkt nicht darüber nach, daß er für wenige Pfennige haben kann, was der mächtigste Mann seiner Zeit für alle Schätze des Heiligen Römischen Reiches sich nicht hätte verschaffen können. Wenn das Natriumsalz der Diaethylbarbitursäure im Anfang des 16. Jahrhunderts schon bekannt gewesen wäre, Karl V. hätte viele Nächte, statt zu wachen, geschlafen. Manche seiner Entschlüsse wären anders ausgefallen. Vielleicht hätte er, bei der großen Disputation über Macht und Humanität 1536 in Salamanca, mit wachem Hirn die dialektische Hintergründigkeit der Beweisführung des Dr. Juan Ginés de Sepulveda durchschaut. Vielleicht hätte er dann dem Pater Bartholomé de las Casas, dem Vater der Indios, statt ihn zum Bischof von Chiapas zu machen, die Würde des Primas von Neuspanien verliehen. Heerscharen von Indios, die in den Bergwerken und auf den Plantagen zugrunde gingen, wären am Leben geblieben. Wir könnten heute noch die Schrift der Azteken lesen. Die Geschichte Mexikos hätte einen anderen Verlauf genommen.
Der Weltjahresverbrauch des diaethylbarbitursauren Natriums wird aber nicht nach Gramm, sondern nach Tonnen gemessen. Wenn man bedenkt, daß ein halbes Gramm genügt hätte, die Entschlüsse eines Kaisers zu verwandeln, welche Wirkung wohl übt eine Tonne von dem erstaunlichen Salze aus?
Unter der Wirkung des weißen Pulvers werden Hunderttausende von Nächten verschlafen, statt verwacht. So werden statt Hunderttausenden von wachen Gedanken, welche niemals gedacht werden, Hunderttausende von Träumen geträumt. Das Salz ver-

wandelt Myriaden von Gedanken in Myriaden von Träumen. Welch eine Veränderung der Welt!
Freilich, das Salz vermag nicht, die Sorge daran zu hindern, in den Träumen wieder aufzuerstehen. Hätte man es wagen dürfen, ein so merkwürdiges Geheimnis einem Kaiser als Heilmittel anzubieten? Darf man es wagen, Hunderttausenden einen Schlaf anzubieten, von dem man nicht recht weiß, ob es ein ehrlicher Schlaf ist? Läßt sich durch das Geheimnis, das die Forschung der Natur entrissen hat, die Sorge aus dem Felde schlagen? –
Sehen wir zu, wie der Mensch in den Besitz dieses merkwürdigen Geheimnisses gekommen ist. Versuchen wir herauszufinden, was dahintersteckt.
Es ist das 19. Jahrhundert, das uns heute, aus der Entfernung zweier Menschenalter, als das Jahrhundert der Naturwissenschaft erscheint. Seine Entdeckungen haben die Welt verwandelt. Die Naturwissenschaft selbst ist älter. Insbesondere die Mathematik, die Grundlage aller experimentellen Wissenschaften, ist so alt wie die Menschheit sebst. Ihr, der erhabenen Göttin des Maßes, dienten schon die Sumerer im dritten vorchristlichen Jahrtausend, die Ägypter der alten Dynastie und die sagenhaften Kaiser der chinesischen Vorzeit. Am Euphrat, am Nil und am Hoangho vermochte man vor Jahrtausenden schon den Lauf der Gestirne zu berechnen. Im Grunde ist der erste Mensch, der einen zentnerschweren Stein mit einem Baumstamm aus seiner Lage hebelte, schon ein durchaus wissenschaftlicher Kopf gewesen. Brachte er doch seine mathematischen Erfahrungen über die Gesetze der Hebelwirkung zur praktischen Anwendung.
Die Wissenschaft war nicht neu. Was trieb den mittelalterlichen Menschen dazu, die magische Umhüllung seines Daseins zu sprengen und sich in das unerhörte und unbekannte Land der Forschung zu wagen? –
Im Jahre 1623 wurde dem Kardinal Barberini, Kardinalpresbyter und Erzbischof von Nazareth, dem späteren Papst Urban VIII., die Akte Galilei vorgelegt. Er studierte sie sorgfältig und fand, daß der Professor der Mathematik an der Universität Pisa, Galileo Galilei, nicht nur die Behauptung des Nikolaus Kopernikus und des Johannes Kepler unterstützte, daß die Erde sich um die Sonne drehe, sondern daß er diese Behauptung auf eine neue und überzeugende Art bewies. Der Kardinal mag lange nachgedacht haben und sicherlich weniger über die ungeheuerliche Behauptung als über den ungeheuerlichen Beweis. Wenn er beschloß, die Akten der Inquisition zu übergeben, hat er das nicht getan, weil er glaubte, daß

Galilei unrecht habe. Warum hätte man einen Verrückten verbrennen sollen? Er hat das getan, weil er überzeugt war, daß der Gelehrte recht hatte. Man verbrannte ja die Hexen, gerade weil man glaubte, daß sie zaubern könnten.
In einer apokalyptischen Vision sah der Kardinal die fromme Welt des Mittelalters zerfallen. Vielleicht nur, weil der alte Mann der langweiligen Scheiterhaufen müde war, blieb Galilei am Leben, und die Forschung ging ihren Weg, der sie ins Innere des Atomkerns führte.
Die Anabasis des Menschen in das Land der Forschung war ein zweiter Sündenfall. Aus der frommen, alten Welt des Mittelalters hat niemand ihn vertrieben. Es war das Licht des Wissens, das den Menschen verführte. Der das Licht des Wissens vor ihm hertrug in das unbekannte Land, es war Luzifer. Luzifer, der Lichtbringer, ist ein gefallener Engel.
Wenn es die Neugier des Weibes war, die den Menschen aus dem Garten Eden vertrieb, ist es die Neugier des Mannes, die ihn verführte, das magische Paradies der mittelalterlichen Welt zu verlassen. Die Neugier des Weibes hat dem Menschen die Geheimnisse der Seele erschlossen. Die Neugier des Mannes hat den Menschen in die Geheimnisse des Weltalls hineingerissen.
Da der Mensch kein Gott ist, sind es nur Bruchstücke göttlicher Erkenntnis, deren er habhaft werden kann. Zwischen diesen erhabenen Fragmenten erhebt drohend die Anarchie ihr Haupt.
Betrachtet man den Weg, den die Forschung im Lauf der Jahrhunderte genommen hat, bis zu dem bedrohlichen Zustand, in den das menschliche Dasein in unseren Tagen geraten ist, kann man sagen, daß der Weg zur Anarchie mit Erfolgen gepflastert war.
Er wäre ein voreiliger Schluß, wollte man die Verantwortung für diese Entwicklung allein der Forschung aufbürden. Naturwissenschaftliche Entdeckungen sind theoretische Einsichten in Zusammenhänge, welche die Natur dem Primitiven vorenthält. Der Natur ihre Geheimnisse zu entreißen, bedeutet für den Menschen, die Grenzen seiner Macht erweitern. Unglücklicherweise enthalten die Erkenntnisse die Möglichkeit der praktischen Anwendung. Vorauszusehen, wohin praktische Anwendungen führen werden, übersteigt die Fähigkeit menschlicher Einsicht.
Als Justus von Liebig die erstaunliche Tatsache fand, daß das Wachstum der Pflanzen durch Anreicherung des Bodens mit anorganischem Stickstoff gefördert werden könne, konnte er nicht ahnen, daß diese Entdeckung nach hundert Jahren dazu geführt haben würde, daß es eine Milliarde Menschen mehr auf der Welt gäbe.

Der große Bunsen noch hatte eine souveräne Verachtung für praktische Anwendungen naturwissenschaftlicher Erkenntnisse. Wenn einer seiner Schüler eine seiner chemischen Entdeckungen industriell verwerten wollte, schenkte er sie ihm. Wenn jener Millionen damit verdient hatte, hatte er bei seinem Meister damit nichts anderes erreicht, als daß dieser ihn nicht mehr zur Elite der Forscher rechnete und ihn seiner Millionen wegen ein wenig verachtete. Dieser kluge alte Mann hat noch Instinkt gehabt. Er hat vollkommen richtig gesehen, was es mit den naturwissenschaftlichen Entdeckungen auf sich habe. Im Besitz des Forschers dienen sie der Erkenntnis. Im Besitz des technischen Menschen führen sie zu praktischen Erfolgen. Diese Erfolge verwandeln das menschliche Leben in einem Ausmaß, das niemand zu beherrschen scheint.
Es hat etwas zugleich Rührendes und Groteskes, wenn heute die größten Geister unserer Zeit, die Genies der theoretischen Physik, besorgt um die Atombombe herumstehen. Mit den sublimen Methoden der abstrakten Mathematik, mit der List hinreißend raffinierter Experimente, nur an das Unerforschte glaubend, sind sie bis zu den Geheimnissen der letzten Bausteine der Materie vorgedrungen, um nunmehr zu ihrer Verblüffung feststellen zu müssen, daß sie die Vernichtung der Zivilisation entdeckt haben. Als die Menschen sich auf den Weg der Forschung machten, vergaßen sie, daß das Wissen sowohl Gottes wie des Teufels ist, daß Luzifer zwar ein Engel, aber ein gefallener Engel ist.
Nach ihrem ersten Sündenfall hat die Menschheit das Paradies ihrer Unschuld niemals aus dem Gedächtnis verloren. So hat sie auch niemals ganz die Hoffnung aufgegeben, dahin zurückzukehren. Nach dem zweiten Sündenfall hat sie die magische Welt, die sie verließ, vergessen. Sie vergaß die Humanitas als das Hauptstück der abendländischen Kultur. Der große holländische Gelehrte Johan Huizinga, ein legitimer Nachfahr des Erasmus von Rotterdam, hat uns in seinem »Herbst des Mittelalters« das magische Paradies noch einmal heraufbeschworen. Aber kein Machiavelli hat jemals die Bedeutung naturwissenschaftlicher Erkenntnisse für die menschliche Gemeinschaft untersucht. Niemand hat erkannt, daß die Bewahrung von Staatsgeheimnissen eine belanglose Sache ist gegenüber der Frage, wie der Mißbrauch der Erkenntnis zu verhindern sei.
Unmöglich konnte man den Menschen hindern, seinem Erkenntnisdrang zu folgen. Aber die Forschung stellt der Menschheit eine Aufgabe, welche noch nicht einmal richtig gesehen worden ist. Die Forschung stellt der Menschheit die Aufgabe, sich ihren Ergeb-

nissen gewachsen zu zeigen. Sie stellt ihr die Aufgabe, eine in anarchische Fragmente auseinandergefallene Welt so wieder aufzubauen, daß der Mensch in ihr nicht nur eine Existenz, sondern ein Dasein habe. Wir werden uns genötigt sehen, in dieser Sache demnächst einige Fortschritte zu machen, damit uns unser Untergang nicht mitten in unseren besten Bemühungen überrascht.
Es ist erstaunlich, aber nicht zu leugnen, daß von allen Wissenschaften zur Zeit diejenige die wichtigste ist, die in dem gloriosen Jahrhundert der großen Erfolge die geringste Rolle gespielt hat. Diese Wissenschaft ist die Philosophie. Die Tausendkilometergrenze der Düsenflugzeuge hat für die Zukunft weniger Bedeutung als das Surren einer Fliege, das einem einsamen Denker in seiner einsamen Zelle den Gedanken eingibt, der uns davor bewahren wird, daß wir uns mit unseren Erfolgen begraben lassen müssen.
Nichts wird die Neugier des Menschen aufhalten. Schon steht er wieder am Rand der Erkenntnis und starrt hinaus in die großartige, unbekannte Weite, in die eisige Landschaft des Unerforschten, wo unverändert Luzifers Licht in seiner verführerischen Schönheit leuchtet.
Wir wissen nicht, ob wir dabei zugrunde gehen werden. Die Frage ist, ob wir versuchen sollen, es zu verhindern.

Therapie als moralisches Problem

Die Geschichte der Medizin ist die Geschichte eines Feldzuges, den die menschliche Intelligenz gegen die Übel führt, welche den Menschen peinigen, seitdem ihm auferlegt wurde, sein Brot im Schweiße seines Angesichtes zu verzehren.
Während die Theologen das Gebäude der Scholastik aufführten, um durch die Wissenschaft von Gott den Menschen mit dem Tode zu versöhnen, während die Prediger ihn durch die alten Überlieferungen von der Unsterblichkeit der menschlichen Seele zu trösten versuchten, während die Philosophen ihn Resignation und Weisheit lehrten, erklärte die Wissenschaft vom Leben den Tod zu ihrem Feind.
Dieses Vorhaben erscheint einleuchtend genug. Doch werden hier einige Voraussetzungen gemacht, die nicht so selbstverständlich sind, daß man sie übergehen könnte. Krankheit ist Schicksal. Indem die Medizin es unternimmt, Krankheiten zu heilen, trifft sie Entscheidungen, über die kaum jemals gesprochen wird.
Die Disziplinen der Biologie sind durch die menschliche Neugier

ausreichend motiviert. Alles, was wir über die chemische Struktur der Zelle, über die Seele der weißen Ameise, über die Physik unserer Sinnesorgane erfahren, erweitert unser Wissen, erweitert unsere Kenntnis der Welt. Wir könnten uns mit der Erkenntnis begnügen. Ihre praktische Auswertung ist zufälliger Natur. Mit dem Wesen der Erkenntnis hat sie keinen unmittelbaren Zusammenhang.
Das läßt sich am Schießpulver zeigen. Das erstemal wurde das Pulver im 12., das zweitemal im 13. Jahrhundert erfunden, das erstemal von einem Chinesen, das zweitemal von einem Franziskanermönch. Daß in Europa das Schießpulver von der Frömmigkeit erfunden wurde, hat nicht gehindert, daß dieser Fortschritt an Wirksamkeit die alten Pestepidemien schließlich weit übertroffen hat. In China war auch der technische Mensch ein Konfuzianer. So führte bei den Chinesen die Erfindung des Pulvers nicht dazu, Menschen zu töten, sondern dazu, die Gartenfeste der Kaiserlichen Majestät durch Raketenfeuerwerke zu bereichern. Chemisch war das franziskanische Pulver mit dem konfuzianischen Pulver vollkommen identisch. Verschieden war nur der Gebrauch, den Okzident und Orient von ihrer Entdeckung machten.
Bei der wissenschaftlichen Medizin ist die Erkenntnis mit ihrer Auswertung gekoppelt. Die Krankheiten veranlassen, ja zwingen die Medizin dazu, die Methodik der Forschung auf praktische Ergebnisse, auf Erfolge, auf Heilung zu richten.
Die medizinische Forschung kann sich nicht mit der Erkenntnis begnügen. Gewiß, die Erkenntnis ist ihre Aufgabe, wie sie Aufgabe jeder Wissenschaft ist. Aber die Medizin muß ihre wissenschaftlichen Erkenntnisse in die Praxis umsetzen. Mit ihren praktischen Erfolgen greift sie unmittelbar in das menschliche Leben ein.
Was eigentlich berechtigt sie dazu?
Es scheint ganz selbstverständlich zu sein, daß es ein Gewinn sei, eine Krankheit zu heilen. Ärzte und Patienten sind sich darin – in einer Art von Verschwörung – vollkommen einig. Aber so selbstverständlich ist das gar nicht. Läßt sich doch, zum Exempel, nicht leugnen, daß manche Krankheit die Eigenschaft hat, vorzüglich zu dem Patienten, der von ihr betroffen ist, zu passen.
Das Bild eines Staatsministers a. D. wird durch eine Gicht ebenso harmonisch abgerundet wie durch das Prädikat Exzellenz. Den Staatsminister a. D. von seiner Gicht zu heilen, ist zwar für einen Arzt ebenso befriedigend wie für ihn selbst. Aber ist es befriedigend, einen Zustand zu ändern, der durch seine Angemessenheit

überzeugt? Würde doch dadurch die Welt ein wenig ungerechter werden. Zweifellos liegt eine gewisse Gerechtigkeit darin, daß die vielen guten Diners, die Seine Exzellenz im Dienst des Vaterlandes mit so vielem gutem Burgunder hinunterspülte, mit gewissen Beschwerden im großen Zeh bezahlt werden müssen. Schließlich müßte die Medizin, wenn sie einige philosophische Dignität beanspruchen will, doch zumindest das Prinzip angeben können, unter dem die Heilung eines Staatsministers a. D. von der Gicht unter allen Umständen berechtigt wäre.
Wie könnte dieses Prinzip wohl aussehen?
Auch muß man zugeben, daß ein Rheuma gut zu einer Waschfrau paßt. Worüber sollte sie nachmittags beim Kaffee mit der Portiersfrau klagen, wenn nicht über das Rheuma! Ihr Sohn schließlich ist gut geraten. Geklagt muß sein. Entschieden klagt sich's besser über die Schmerzen in der Schulter und die Unzulänglichkeit von Bienengift als über die Lieblosigkeit des Sohnes und die Schwierigkeiten des vierten Gebotes. In diesem Falle mag, vom philosophischen Standpunkt aus, ein gewisser Trost darin liegen, daß das Rheuma der Waschfrau unheilbar ist.
Für jeden klugen Arzt kommt einmal die verblüffende Entdeckung, daß er mit einem großartigen Aufwand ein Ergebnis erreicht hat, das er nicht erreichen wollte. Er stellt die schwierige Differentialdiagnose eines durchgebrochenen rechtsseitigen Nierensteins. Er führt einen glänzenden chirurgischen Eingriff durch. Er opfert den Schlaf vieler Nächte, um seinen Fall durchzubekommen. Schließlich hat er es geschafft, um festzustellen, daß er einen ganz besonders widerlichen Kerl, einen Wucherer, dem Leben wiedergegeben hat. Wäre der Wucherer gestorben, seine Klienten wären gerettet gewesen, darunter einer vom Selbstmord. So wird der gerettete Patient aus seinen Wucherzinsen pünktlich das Honorar an den großen Chirurgen bezahlen, den Wohltäter der Menschheit, der mit seiner Wohltat die Existenz von ein paar Dutzend kleinen Leuten und das Dasein eines armen Mannes zerstört hat.
Gewöhnlich wird angenommen, daß ein bedeutender Mann, der eine Lues hat, seine bedeutenden Leistungen trotz seiner Krankheit leistet. Diese Annahme ist naiv. Es gibt dafür keinen Beweis. Mit einer Spritze Salvarsan kann man nicht nur auf der Haut die Ausschläge, sondern unter Umständen im schöpferischen Geist des Patienten eine ganze Symphonie auslöschen.
Die Wissenschaft der Medizin trifft in ihrem Kampf gegen den Tod Entscheidungen, ohne sich Gedanken über die Folgen zu machen, die ihre Entscheidungen nach sich ziehen. Die Wissenschaft

der Medizin hat nur vage Vorstellungen von der Rolle, die die Krankheit in der Ökonomie des Daseins spielt. Sie hat keine rechte Verwendung für die Möglichkeit, daß eine Krankheit einen Menschen bessert, ihm Erleuchtungen bringt, seinen Charakter läutert, seinem biologisch so schlecht funktionierenden Herzen die Funktion der Güte beibringt, deren sein gesundes Herz niemals fähig war. Sie hat ein Begriffsschema der normalen Funktion des biologischen Individuums und lehrt, wie man diese normale Funktion wieder herstellen kann. Den Ursachen der Störung der normalen biologischen Funktion geht die Wissenschaft nur so weit nach, als sie in ihr sehr eng gezogenes Begriffsschema hineinpassen. Daß eine Krankheit eine Störung der Harmonie des ganzen Menschen ist, ist kein Problem der wissenschaftlichen Medizin, sondern ein Problem des Arztes, der sich nicht mit dem biologischen Individuum, sondern mit dem Menschen in der Vollständigkeit seiner Humanitas zu befassen hat.

So kann es der Medizin ebenso leicht geschehen, daß im Lauf der Zeit unter ihren Händen eine Welt von kerngesunden Schurken entsteht, wie es möglich ist, daß sie eines Tages mit einer einzigen Dosis eines wirksamen Serums jenes zarte Geschöpf am Leben erhält, welches der Descartes unserer Zeit werden kann.

Wenn man anfängt, über diese Sache nachzudenken, zeigt sich, daß sie nicht einfach ist. Es kann ja auch so kommen, daß der Staatsminister a. D., von den Schmerzen in seinem großen Zeh befreit, ein ausgezeichnetes Werk über Staatskunst verfaßt, das der Menschheit auf ihrem militanten Weg zum ewigen Frieden nützliche Dienste zu leisten geeignet ist. Auch ist es nie ganz ausgeschlossen, daß das Kamel wenigstens seinen Kopf durch das Nadelöhr zwängt und der Wucherer, vom Hauch der Ewigkeit gestreift, seine Zinsen von zwanzig auf fünfzehn Prozent herabsetzt. Der Chirurg kann das vorher nicht wissen.

Über die Gesundheit nachzudenken, hat auch die Theologie es an Eifer fehlen lassen. Jesus hat nicht nur Sünden verziehen. Er hat auch Krankheiten geheilt.

Die Sünden hat die Kirche, die ehrwürdige Matrone der Humanitas, unter ihrer Obhut behalten. Was die Krankheiten anbelangt, hat die Medizin der Kirche ihre alte Herrschaft entrissen. Zwar drückt noch immer, am Bett des Kranken, der Arzt dem Priester gern die Hand, aber doch nur, weil der Priester da noch weiter weiß, wo des Arztes Kunst zu Ende ist.

Die Kirche glaubt an die Wirksamkeit der Heilung von Gebresten durch die Macht der Heiligen, der Reliquien, der Gebete. Viele

ihrer Wunder sind Heilungen gewesen. Kein Arzt, der etwas von den Geheimnissen der menschlichen Seele weiß, wird ihr darin widersprechen, so wenig wie ein Kardinal, der einen Diabetes hat, die Brauchbarkeit des Insulins bezweifeln wird. Aber die Art, wie die wissenschaftliche Medizin das Heilen betreibt, ist von der Theologie noch nicht ausreichend gründlich betrachtet worden.
An dieser Stelle zeigt sich die Anarchie unserer Zeit in der ganzen destruktiven Schönheit ihres zerrissenen Purpurs. Ein jeder von uns lebt in vielen Welten, über die kein Thomas, kein Descartes, kein Leibniz einen Himmel spannt, unter dem alle diese Welten in Harmonie miteinander vereinigt werden könnten.
Der Feldzug, den die Forschung gegen den Tod führt, hat zu großartigen Erfolgen geführt. Eine Aufgabe, die noch ihrer Lösung harrt, ist, diese Erfolge in eine Ordnung einzubauen, die ihnen einen Sinn gibt. Die Fortschritte, die die Forschung Jahr für Jahr erringt, sind nicht nur bewundernswerte Siege über den Tod, sondern auch eine ununterbrochene Mahnung an die menschliche Gesellschaft, sich ihrer eigenen Fähigkeiten würdig zu erweisen.

Das Schicksalsleder

Der Mensch ist von der Welt getrennt durch seine Haut. Sie ist der am stärksten strapazierte Teil der Erdoberfläche. Zwei Quadratmeter einer besonderen Art von Leder trennen seine hungrige Seele ebenso von den Schönheiten der Schöpfung, wie sie seine hungrigen Zellen von der Nahrung trennen, die in die Schönheiten der Schöpfung eingebaut ist.
Was alles geht über dieses Leder im Laufe eines langen Lebens dahin! Sonne und Regen, Schicksalsschläge und Masern, Hautcreme, Läuse und die zärtliche Hand der Geliebten! Es dürfte schwierig sein, einen Werkstoff ausfindig zu machen, der so verschiedenartigen Beanspruchungen in gleich vollkommener Weise zu entsprechen vermöchte. Während die Haut all diese Reize in ihrem ununterbrochenen und überraschenden Wechsel zu verarbeiten hat, muß sie gleichzeitig alle möglichen Schäden reparieren, sich erneuern, vor Anstrengung schwitzen, vor Schreck erblassen, vor Scham erröten. Hin und wieder kann und muß die Haut noch dem Ich das Gefühl bereiten, daß es sich in ihr wohl fühle.
Wie schwierig auch immer in Jahrtausenden des Nachdenkens den Philosophen das Problem erschienen sein mag, uns eine Erklärung der menschlichen Person zu geben, des Ich, der Seele, jenes

vagen Etwas, von welchem wir noch nicht einmal wissen, sondern nur glauben können, daß es unsterblich sei, eines ist sicher – dieses unsterbliche vage Etwas wird von dem Schicksalsleder umschlossen. Man könnte einwenden, daß es übertrieben sei, die ganze Kosmologie auf die Haut zu beziehen; aber es ist nützlich, eine zuverlässige Grenze zu haben. Ganz sicher ist die Haut das, was den Patienten von seinem Arzt, den Schmerz von seinem Medikament, die Krankheit von der Heilkunde trennt.

Von diesem von seiner ledernen Hülle umschlossenen und begrenzten Ich geht eine Fülle von Erscheinungen aus. Für den beobachtenden Arzt werden diese Erscheinungen zu Symptomen, aus denen er Schlüsse auf das zieht, was im Inneren des Menschen vor sich geht.

Die Haut ist warm, kühl oder heiß, trocken oder feucht, rissig, glatt oder von irgendwelchen Ausschlägen bedeckt. Aus allen diesen Verhaltensweisen der Haut lassen sich Schlüsse auf Vorgänge im Körper ziehen, deren Symptome eben diese Variationen sind. Weiterhin hat der Mensch die Fähigkeit, durch Ausdruck und Miene etwas über das Befinden seines Ich »auszudrücken«. Freude leuchtet aus seinen Augen. Der Schmerz verzerrt seine Züge. Er lächelt. Im Grunde sind diese Sendemöglichkeiten des Gemüts unfaßbare Wunder. Ein Kind schon sieht, daß ein Erwachsener zornig ist. Ja, ein Hund schon weiß den Ausdruck seines Herrn zu deuten.

Die Physiologie hat versucht, mit den Mitteln des Experiments dieses Wunder zu entschleiern. Sie sagt, der Ausdruck des Zorns, eine bestimmte Konstellation der Gesichtszüge also, werde durch Lichtwellen von 0,6 Mikron Länge mit einer Geschwindigkeit von 299 796 Kilometern in der Sekunde auf eine Entfernung von anderthalb Metern auf die Netzhaut des Kindes übertragen. Dieser Netzhauteindruck wird von dem Kind seiner Großhirnrinde zugeführt. Die Großhirnrinde telegraphiert den Tränendrüsen, daß der Vater zornig sei. Die Drüsen fangen an, Flüssigkeit abzuscheiden. Die Träne fließt. Damit ist uns eine Menge von erstaunlichen Dingen über diesen Vorgang bekanntgeworden. Erklärt ist er damit nicht. Äußerungen des Ich können nur gedeutet werden. Das Mittel der Deutung gehört nicht mehr zum Begriffsschema der Wissenschaft der Physiologie. Der Arzt kann sich dieses Mittels bedienen. Zum Verhalten der Haut, die der Arzt besichtigen und befühlen kann, zu den Gemütsbewegungen, die er deuten kann, zu den Ausscheidungen, die er untersuchen kann, kommen die Aussagen des Menschen. Der Mensch verfügt über das Mittel der Sprache. Ein

Gott gab ihm zu *sagen,* was er leide. Die alten Ärzte haben über das, was vom Inneren des Menschen nach außen in Erscheinung tritt, Beobachtungen gemacht, die sowohl durch die Feinheit und Schärfe der Unterscheidung, wie durch die Genauigkeit der Beschreibung bemerkenswert sind. Diese aus der Beobachtung abgeleiteten Symptome enthüllten von der inneren Natur des Menschen nur einen kleinen Teil, und diese Beobachtungen waren allen Irrtümern, denen einfache beobachtende Erfahrung unterliegt, ausgesetzt. Die Lücken zwischen den Beobachtungen füllte die mittelalterliche Medizin durch Spekulation. Diese Grundlage war unzulänglich. So entwickelte die spekulative Medizin große Lehrgebäude der Krankheitszeichen, welche ebenso geistvoll wie unsinnig waren.

Wenn wir eine solche Feststellung treffen, tun wir gut daran, uns klarzumachen, daß wir zum Hochmut keinen Anlaß haben. Der Arzt des ausgehenden Mittelalters muß vom Niveau seines Wissens eine sehr hohe Vorstellung gehabt haben. Er beherrschte die Fülle der Weisheit der antiken Philosophie, von ehrwürdigen Meistern bewahrt und an ihn weitergegeben. Er war der gelehrte Kenner all der subtilen Ergebnisse der wissenschaftlichen Arbeit der Scholastik, die sich jahrhundertelang mit der menschlichen Seele und ihren Beziehungen zur Umwelt der Schöpfung beschäftigt hatte. Wenn wir erwägen daß die philosophischen Einsichten der großen Denker des Mittelalters auch heute noch nichts von ihrer Gültigkeit verloren haben, muß man sich fragen, wie der gelehrte Arzt des Mittelalters überhaupt auf den Gedanken kommen konnte, daß Fortschritte seiner Wissenschaft durch andere als die in anderthalb Jahrtausenden erprobte Methode des spekulativen Denkens erzielt werden könnten. Wie kamen diese ersten modernen Forscher dazu, sich von der Überlieferung frei zu machen? Wie kamen sie zu der Vermutung, daß mit einem so niedrigen und so wenig Erfolg versprechenden Mittel, wie es zu damaliger Zeit das Experiment war, überhaupt etwas gewonnen werden könnte?

Man kann sich ein Bild von der Ungewöhnlichkeit dieser Wendung von der Gelehrsamkeit zur experimentellen Erfahrung machen, wenn man den Blick auf eine Wendung von der experimentellen Erfahrung zur philosophischen Spekulation richtet, die in unserer Zeit eine große Bedeutung gewonnen hat. Auch der moderne Naturwissenschaftler hat eine sehr hohe Vorstellung vom Niveau seines Wissens. Er ist sich bewußt, daß dieses Niveau nur durch einen jahrhundertelangen, folgerichtigen Ausbau der Systematik der experimentellen Erfahrung erreicht werden konnte. Wie

soll er überhaupt auf den Gedanken kommen, daß durch andere Mittel als durch diese bewährte Methode der experimentellen Erfahrung in seiner Wissenschaft neue große Bereiche erschlossen werden können?
Der Fortschritt der modernen theoretischen Physik ist nicht durch experimentelle Erfahrungen erzielt worden. Die Experimente hatten die Physik allmählich in unlösbare Widersprüche verwickelt. Erst die philosophische Spekulation, erst das Nachdenken über das Wesen der neu gefundenen Tatsachen, erst die realontologische Deutung der experimentell gewonnenen Befunde machte es der modernen Wissenschaft möglich, diese Widersprüche aufzulösen und zu den Formen ihres neuen Denkens vorzustoßen.
Eines Tages begannen einige mittelalterliche Gelehrte, ohngeachtet ihrer profunden Kenntnis der menschlichen Seele, ohngeachtet der Autorität jener geistvollen und verwirrten Systeme, deren Beherrschung sie mit so viel Mühe und Gewissenhaftigkeit sich angeeignet hatten, von der bis dahin zufälligen Beobachtung zur systematischen Beobachtung, zum systematischen Experiment überzugehen. Die Großartigkeit dieses Unterfangens können wir uns nur mit Mühe überhaupt noch vergegenwärtigen. Wenn wir die Mittel erwägen, welche diesen ersten Forschern zur Verfügung standen, und die Belastung, die allein schon durch die Vorurteile und das Wissen ihrer Zeit gegeben war, ist das, was diese Männer sich vornahmen, ungefähr so, als wollte man sich vornehmen, den Gaurisankar mit den Fingernägeln wegzukratzen. Aber der Mensch ist fähig, Großes zu vollbringen, und Großes hat er hier vollbracht. Das Ziel seiner Neugier war, das Geheimnis des Lebens zu erfahren. Mußte es, wenn es gelang, das Geheimnis des Bios, des Menschen innerste Natur, vollständig aufzuklären, nicht gelingen, Mittel gegen den Tod zu finden?
So setzten die Forscher das Seziermesser an und begannen, den Bau des menschlichen Körpers zu studieren. Die Kenntnis der Organe führte zur Frage nach der Art ihrer Tätigkeit, also nach ihren Funktionen. Die Kenntnisse über die Funktionen der Organe ermöglichten Einsichten in die Störungen dieser Funktionen. Funktionsgestörte Organe wiederum warfen die Frage auf, ob den gestörten Funktionen Störungen im Bau der Organe entsprächen. Diese Entsprechungen konnten, mit Hilfe des Mikroskops, bis in die feinsten Veränderungen der Zelle nachgewiesen werden. Die medizinische Forschung stellte sämtliche Zweige der Naturwissenschaft als Hilfswissenschaften in ihren Dienst. Jeder Fortschritt der Chemie, der Physik, der Botanik, der Zoologie wurde zu einem

Fortschritt der Medizin. Die Stoffwechselvorgänge, die Steuerung der Lebensvorgänge durch die verschiedenen Nervensysteme einerseits, durch die Hormone andererseits, die Beziehungen dieser verschiedenen Steuerungssysteme untereinander, Geheimnis nach Geheimnis wurde enthüllt, eines immer überraschender und wunderbarer als das andere.
Krankheit und Konstitution, Krankheit und Milieu, Krankheit und Erreger, Krankheit und Ernährung, Frage auf Frage wurde gestellt, und eine nach der anderen konnte gelöst werden.
Betrachten wir heute das Ergebnis des wissenschaftlichen Fleißes dieses halben Jahrtausends, müssen wir feststellen, daß unübersehbar geworden ist, was an erstaunlichen Sachverhalten in jenem Gebiet, entdeckt worden ist, dessen Mitte das lebendige Ich, dessen äußere Begrenzung das alte Schicksalsleder ist. Es gibt keinen einzigen lebenden Gelehrten, der alles weiß, was man heute weiß. Aber wie weit ist die Forschung dem ursprünglichen Ziel, dem Rätsel des Lebens, nähergekommen?
Keine Belagerung ist jemals mit einer solchen Hartnäckigkeit geführt worden wie diese; aber die Natur verteidigt ihr Geheimnis mit einer Zähigkeit ohnegleichen. Was hinter der menschlichen Haut vor sich geht, das wissen wir heute bis in die feinsten Einzelheiten. Es gibt kaum ein Gewebe im Organismus, dessen Lebensäußerungen wir nicht in seinen Zusammenhängen kennten. Wir haben das Rätsel des Lebens bis in das Innere der Zelle hinein verfolgt. Wir kennen die chemische Zusammensetzung, sogar die wesentlichen Merkmale des molekularen Aufbaus des Protoplasmas, der wichtigsten Substanz der Zelle. Wir können uns schon eine Vorstellung machen vom molekularen, ja vom atomaren Bau der Gene, die die Träger der Erbeigenschaften des Menschen sind. Wir kennen Virusformen, die außerhalb der Zelle wohldefinierte Kristalle, innerhalb der Zelle gefährliche Krankheitserreger sind. Das Problem der Lebendigkeit ist dadurch nur noch verwickelter geworden. Wir haben einige Vermutungen darüber, wie das Bewußtsein arbeitet; aber wir wissen nicht, wie das Bewußtsein im Menschen verankert ist. So haben wir keine Möglichkeit, das Bewußtsein daran zu hindern, den Anker zu lichten und den Menschen zu verlassen.
Wir kennen eine Fülle von Entsprechungen zwischen Körperbau und Charakter. Von den unterhalb des Bewußtseins liegenden tieferen Schichten der Seele haben Psychologie und Psychoanalyse weite Gebiete aufgehellt. Aber das Wesen der Person ist in seinem letzten Grund biologisch so wenig erklärt wie je. Der moderne For-

scher weiß darüber nicht mehr, als der heilige Augustin darüber gewußt hat, und man kann es schon als einen großen Vorteil bezeichnen, wenn der moderne Forscher das weiß.

Die neuere Physik ist bei ihren Untersuchungen im Bereich des unendlich Kleinen auf eine sehr merkwürdige Schwierigkeit gestoßen. Man fand nämlich, daß unterhalb einer gewissen Größenordnung das Objekt der Untersuchung gar nicht mehr als unveränderliches Objekt, das in beliebigen Abwandlungen untersucht werden kann, zur Verfügung steht. Unterhalb einer gewissen Größenordnung wird das Objekt durch das Experiment selbst verändert. Damit ist für das Experiment in der Physik eine Grenze gesetzt, die die physikalische Wissenschaft, der Natur der Dinge nach, nicht unterschreiten kann. Die erkenntnistheoretischen Folgen, die sich aus dieser Feststellung einer Grenze einer exakten Naturwissenschaft ergeben, sind noch ausführlich zu betrachten.

Die experimentelle Biologie ist im Begriff, sich die Erkenntnisse der Atomphysik zu eigen zu machen. Sie wird dabei auf dieselbe Grenze stoßen, auf die die Physik gestoßen ist. Man weiß, daß gewisse biologische Vorgänge sich innerhalb der Atome abspielen. Da das Experiment in der Biologie, genau wie in der Physik, auf eine im Wesen des Experimentes selbst liegende unüberschreitbare Schranke stoßen wird, ist zu erwarten, daß die experimentelle Biologie das Ziel ihrer Forschung, das Geheimnis des Lebens zu erklären, der Natur der Dinge nach niemals erreichen wird.

Es wäre ein sehr bedeutsames Ereignis, wenn die experimentelle Biologie zu einer solchen Feststellung käme. Es wäre das eine durch das Experiment gewonnene erkenntnistheoretische Einsicht hohen Ranges. Sie eröffnete einen Ausblick auf neue Fragestellungen, Fragestellungen freilich, die nicht mehr zum Zuständigkeitsbereich der experimentellen Biologie selbst gehörten. Am Ende einer Kette ununterbrochener Triumphe gewönne die biologische Forschung durch den Beweis, daß ihr Ziel notwendig unerreichbar sei, wieder den Anschluß an die Philosophie, von welcher sie ausgegangen und welche die wahre, ihres Ranges niemals verlustig gegangene Herrin aller Wissenschaften ist.

Welch kostbares Geschenk wäre dieser Beweis für die große Herrin! Wie bedeutend wären die Folgen! Besteht doch hier die Hoffnung daß das wissenschaftliche Weltbild, das in verbindungslos nebeneinander stehende Fragmente auseinandergefallen ist, erneut in einen großen Gedankenbau zusammengefaßt werden könnte.

Es ist nichts damit gewonnen, wenn weise gewordene Biologen am Ende ihrer Tage immer wieder Versuche unternehmen, Systeme

der Naturphilosophie zu entwerfen. Gerade das ist im Ansatz falsch. Es kommt darauf an, daß die Philosophie die Ergebnisse der Naturwissenschaft einer Prüfung durch die ihr allein zur Verfügung stehenden Methoden unterwirft.
Der Anfang dazu ist gemacht.

Von der Umwelt der Wissenschaft

Der Patient, dem die Kunst des Arztes das Leben gerettet hat, schuldet seinem Retter zweierlei – Dankbarkeit und das Honorar. Die Dankbarkeit ist ein altes literarisches Motiv. Schon der Gesetzgeber auf dem Berge Sinai hatte keine große Meinung von der Bereitwilligkeit des Menschen, sich den Reizen dieser Tugend hinzugeben. So hielt er es für richtig, dasjenige der Gebote, welches dem Menschen Dankbarkeit befiehlt, das vierte Gebot nämlich, als einziges mit einer Belohnung auszustatten: »...auf daß dir's wohlgehe und du lange lebest auf Erden.« Eine sehr großzügig bemessene Belohnung! Und doch sagt ein altes bulgarisches Sprichwort, daß eine Mutter leichter sieben Söhne ernähre, denn sieben Söhne eine Mutter.
Der Patient wird geheimhin glauben, daß er durch das Honorar seine Dankbarkeit ausdrücke. Aber da täuscht er sich. Die beiden Dinge haben wenig miteinander zu tun. Die Dankbarkeit ist eine christliche Tugend, und zwar diejenige, welche der Mensch auch dann noch für verbindlich hält, wenn er schon längst wieder ein vollkommener Heide geworden ist. Das Honorar hat in der Welt der Zivilisation noch etwas von seinem magischen Charakter als Opfer auf dem Altar des Asklepios behalten. Ein Patient kann sich selten ganz frei von der Befürchtung machen, daß die Heilmittel des Arztes bei einer neuen Erkrankung nicht so recht wirken werden, wenn das Opfer für die Heilung des vorhergegangenen Übels noch nicht dargebracht worden ist. Auch der Arzt hat sich ein wenig von dieser alten Überlieferung bewahrt. Er gerät nicht in Verlegenheit, wenn ein Patient ihm ein Geschenk macht. Das gibt es in keinem anderen Beruf. Der Arzt nimmt das Geschenk entgegen, wie einst der Priester im Tempel die Gaben entgegennahm, welche für die Güte der Gottheit gespendet wurden.
Es ist das Problem der Umwelt, dem wir hier begegnen. Man sollte meinen, daß der Arzt, der seinem Patienten gegenübersitzt, mit ihm sich in der gleichen Umwelt befinde. Das ist nicht der Fall. Die Umwelt des Arztes und die Umwelt des Patienten sind so

weit voneinander verschieden, daß sie fast nichts gemeinsam haben. Die Fähigkeit des Mannes der Wissenschaft, aus seiner wissenschaftlich rationalen Umwelt heraus sich in die magische Umwelt des von Dämonen geplagten Patienten zu versetzen, ist eines der Merkmale, durch die sich der Arzt vom Mediziner unterscheidet. Betrachten wir zuerst ein einfaches Beispiel. Betrachten wir das Verhältnis eines Arztes zu seinen schwarzen Patienten am mittleren Kongo.

Stellen wir uns einen Negerkral im Urwald am großen Kongofluß vor, heimgesucht von der Schlafkrankheit, der Geißel Afrikas in alten Zeiten. Als erster Weißer kommt in diesen Kral ein Arzt, ausgestattet mit Fliegengaze, Forschermut, Germanin, einer mittleren Gebrauchsdosis christlichen Mitgefühls mit den armen Mohren und dem Traum von der Goldenen Medaille der Royal Society of Tropical Diseases.

Die Mohren haben noch nicht einmal davon einen Begriff, daß sie Mohren sind. Für sie ist der weiße Mann eine merkwürdige Art von Albino, hinsichtlich dessen sie am meisten die Frage bewegt, was wohl ihre alteingesessenen Dämonen von ihm halten mögen.

Nicht etwa, daß sie für seine Maßnahmen kein Verständnis haben, sie haben nicht einmal die Möglichkeit dazu. Er wird ihnen erklären, daß die Tsetsefliege, Glossina palpalis, die Ursache ihrer Krankheit sei, daß diese Fliege einen unsichtbaren Erreger, Trypanosoma gambiense, in ihr Blut übertrage, und daß sie an der Vermehrung des Unsichtbaren in ihrem Blut zugrunde gingen.

Nun ist es keineswegs so, daß der Primitive keinen Zusammenhang zwischen Ursache und Wirkung kennt. Wenn er sich mit dem Hammer auf den Daumen haut, demonstriert der Schmerz die Grundgesetze der klassischen Physik am Kongo so überzeugend wie an der Elbe. Aber der Primitive, in diesem Falle weniger beschränkt als der Europäer, ist nicht davon überzeugt, daß alle Zusammenhänge zwischen Ursache und Wirkung dem Gesetz physikalischer Kausalität unterworfen sind. Darin übrigens stimmen die Mohren am Kongo mit den Nobelpreisträgern der Physik überein.

Der Primitive kennt magische Zusammenhänge zwischen Ursache und Wirkung. Wenn er, bevor er auf die Jagd geht, das Jagdtier in den Sand zeichnet und mit seinem Speer durchbohrt, ist er davon überzeugt, damit das Jagdglück an seine Speerspitze gebannt zu haben. Es ist nicht ganz sicher, ob die moderne theoretische Physik einen sicheren wissenschaftlichen Beweis dafür erbringen kann, daß im Rahmen der Wahrscheinlichkeit, welche unter ge-

wissen Bedingungen an Stelle des Kausalgesetzes tritt, nicht Dämonen durchaus Gelegenheit haben, ihr Wesen zu treiben.
In der Umwelt des Primitiven ist ebensowenig Raum für den Begriff der Diagnose wie für die moralischen Motive des merkwürdigen Albinos mit der Spritze. In der wissenschaftlich geordneten Umwelt des europäischen Forschers ist kein Raum für Dämonen. Gleichwohl muß der Primitive das Phänomen, das ihm da aus einer unbekannten Ferne in seinen Kral hineingeweht worden ist, in seine Umwelt einordnen. Die Beobachtungen, welche kluge Leute über diese Vorgänge gemacht haben, zeigen von seiten der Primitiven eine so bezaubernde Mischung von geistreichem Witz, odysseeischer List und einem tiefen, menschlichen Humor, daß die Aussichtslosigkeit der Bemühung etwas Melancholisches hat. Die Maßnahmen der Asepsis sind magischen Riten so ähnlich, daß der Primitive sie sich schließlich, nach genauer Beobachtung, in seiner Weise erklären und damit in seine magische Umwelt einordnen kann.
Der weiße Mann ist dem Primitiven durch seine Ratio überlegen. So gelingt es ihm schließlich, die magische Welt des Krals am großen Kongofluß zu zerstören. Er hat wenig Grund, darauf stolz zu sein. Während er, als Albino mit der Spritze und als Fliegenzauberer, in der Umwelt der Mohren doch immerhin noch eine höchst poetische Rolle spielt, hat er in seiner Umwelt dem seiner Magie beraubten Mohren keine andere Vakanz zu bieten als die Rolle des Hosenniggers.
Dem europäischen Arzt erscheint seine weitgespannte, rationale, wissenschaftliche Umwelt nicht nur ganz natürlich, sondern auch als die einzig mögliche. Füllt sie doch sein Bewußtsein völlig aus, und läßt sich doch innerhalb ihrer alles definieren, was er zu definieren wünscht. In diesen Wünschen freilich ist er beschränkt. Da er das selbst nicht weiß, ist es auch nicht Beschränkung als ein Zeichen von Weisheit, sondern Beschränktheit als ein Zeichen von Naivität. Er hat nicht den Wunsch zu definieren, daß die Felszeichnungen afrikanischer Höhlenbewohner aus dem zwölften vorchristlichen Jahrtausend eine unbezweifelbare Verwandtschaft sowohl mit den Zeichnungen begabter Kinder als auch mit denen von Schizophrenen haben. Es sind Außenseiter der Wissenschaft, die auf solche Fragestellungen verfallen.
Aufschlußreich unter diesem Gesichtspunkt ist die Stellung der Wissenschaft zur Parapsychologie. Die Erscheinungen des Spiritismus, des zweiten Gesichts, der medialen Phänomene wurden, solange die Erforschung dieser Gebiete noch im Anfang stand, als

Humbug »abgelehnt«. Diese Ablehnung bedeutet nichts anderes als eben die Weigerung, dergleichen definieren zu wollen. Nachdem die Ergebnisse der parapsychologischen Forschung so weit gefördert worden waren, daß sie auch beim schlechtesten Willen nicht mehr als Humbug bezeichnet werden konnten, ging die Wissenschaft zu einem sehr primitiven Mittel der Abwehr über, sie ignorierte diesen Zweig der Forschung, das heißt eben, sie weigerte sich, Parapsychologie in ihre Umwelt aufzunehmen. Der Freiherr von Schrenck-Notzing, der von der Wissenschaft herkam und sich der Parapsychologie zuwandte, wurde als eine Art von Verräter angesehen. Tatsächlich war er ein Verräter an der Gemütlichkeit der naturwissenschaftlichen Umwelt. Er hat sie gründlich gestört. Wenn er auch im Kampf gegen die Windmühlen des Schwindels unzählige Niederlagen erlitten hat, bewahrte er doch, wie Don Quichotte seine Ehre, auf eine bewundernswert hartnäckige Weise seine Unvoreingenommenheit, jene Eigenschaft, welche allein Neues zu finden den Forscher befähigt. Der Ruhm des Narren ist vielleicht bitter für den, welchen das Schicksal dazu aussieht. Die Nachwelt hat immer Grund, den großen Narren dankbar zu sein.

Ebenso merkwürdig wie das Verhältnis zur Parapsychologie ist das Verhältnis der Schulmedizin zur Homöopathie. Sie leben nebeneinander, ohne sich zu grüßen. Auch der verstockteste Schulmediziner wagt heute nicht mehr zu leugnen, daß die Homöopathie mit ihren Methoden überraschende Erfolge zu erzielen vermag. Andererseits denkt kein Homöopath, der sich selbst ernst nimmt, daran, der Schulmedizin ihre Meriten abzustreiten. Aber sie grüßen einander nicht. Ihre Umwelten haben keine Beziehungen zueinander.

Selbst als Geheimrat Bier, Chirurg von Weltruf seines Zeichens, dieses große Tabu durchbrach und anfing, in der Charité, dieser ehrwürdigen Stätte der Berliner medizinischen Forschung, homöopathische Methoden in die Chirurgie einzuführen, hat das, außer einem allgemeinen Schrecken, keine nachhaltigen Wirkungen hervorgerufen. Man grüßt einander auch heute noch nicht. Wenn bei einer Gesellschaft einmal ein homöopathischer und ein allopathischer Arzt zusammentreffen, verwandeln sich alle anwesenden Damen sogleich in Vestalinnen, die einen Gladiatorenkampf in offener Arena erwarten. Aber so alte Kämpen der Therapie wissen gewöhnlich, was eine gemütliche Umwelt wert ist. Sie ziehen es vor, sich über den Daviscup zu unterhalten oder über die blaue Periode Picassos. Keine der anwesenden Hysterikerinnen, welche

die Vestalinnen unserer Zeit sind, kommt zu dem Vergnügen, den Daumen zu senken, so daß ihnen nichts übrigbleibt, als am nächsten Morgen zur Kartenlegerin zu gehen.
Wie sehr solche Abwehrreaktionen wie die gegenüber der Parapsychologie oder der Homöopathie im Belieben der Wissenschaft stehen, ersieht man daraus, daß ein Gebiet wie die Umweltforschung selbst von der Wissenschaft mit anerkennendem Beifall begrüßt wurde, obgleich sich doch mit den Methoden der Umweltforschung sehr leicht nachweisen läßt, wie fragwürdig die Grenzziehungen der Wissenschaft sind. So erinnert dieser Beifall lebhaft an jenen Beifall, mit welchem die Trojaner das hölzerne Roß des Odysseus begrüßten.
Der Sieg der Umwelt des weißen Mannes über die Umwelt des Mohren, dieser Sieg der Ratio über die Magie, ist nicht geeignet, den naiven Hochmut des weißen Mannes zu erschüttern. Schwieriger wird seine Lage, wenn wir die rationale Umwelt des modernen Naturwissenschaftlers nicht der Magie des Primitiven gegenüberstellen, sondern der Umwelt eines konfuzianischen Gelehrten. Hier entfällt der Unterschied des Niveaus. Sowohl die Kultur als auch die Zivilisation der Chinesen sind der des Westens gleichwertig. Das Zusammentreffen der europäischen Ratio mit der von ganz anderen Aspekten bestimmten Kultur der Chinesen ist darum eine aufschlußreiche Angelegenheit.
Die dämonische Umwelt der Chinesen vermag sich in ihrer ganzen Hintergründigkeit gegenüber der europäischen Ratio zu behaupten. Obgleich das wissenschaftliche Europa mehr als hundert Jahre in China gewirkt hat, obgleich ganze Scharen von jungen Chinesen von der Ratio des Westens geschult worden sind, haben die Dämonen in China ihre Herrschaft verteidigen können. Weder Universitäten noch Missionare haben sie ihrer Lebenskraft berauben können.
Wie schön wäre es, wenn die verschiedenartigen Umwelten, die das schöpferische Genie des Menschen in den verschiedenen Kulturen hervorgebracht hat, nicht nur in zufälligen Beziehungen zueinander stünden, sondern, mittels eines Ordnungsprinzips, in eine Hierarchie, ein System ihrer Wertigkeit eingeordnet werden könnten. Sicherlich sind Umwelten von verschiedenem Range. Niemand wird einen Beweis dafür verlangen, daß die Umwelt eines konfuzianischen Gelehrten einen höheren Rang hat als die eines Hafenkulis. Aber das de argumento zu beweisen, wäre nicht so einfach. Anderseits ist es nicht ohne weiteres sicher, daß die Umwelt des weißen Mannes in der Hierarchie der Umwelten

über der Umwelt des Kongomohren steht. Weil der Fuchs den Hasen gefressen hat, ist der Hase noch nicht von geringerem Range als der Fuchs.
Der Umweg über den Kongo wird bei der Untersuchung der Beziehungen, welche die Umwelt des Arztes und die Umwelt des Patienten zueinander haben, von Nutzen sein.
In den Hörsälen vernimmt man wenig von diesen Dingen. Hier lernt der Mediziner an Fällen, was der Arzt später auf Menschen anwenden muß. Ohnehin ist der in eine Klinik aufgenommene Patient des größten Teiles seiner eigenen Umwelt beraubt. Er ist hier ein Element der Umwelt anderer. An der Pforte des Operationssaales flüchten die Dämonen. Sie können den Narkosegeruch nicht vertragen. Der Narkotisierte, eine Art von künstlicher Leiche, an welcher das Skalpell des Chirurgen die statistische Eleganz der Indikationen in überzeugender Weise demonstriert, ist bei seiner Heilung sozusagen gar nicht gegenwärtig, ein ideales Stück Bios, an welchem die naturwissenschaftliche Systematik sich bewähren kann, ohne von der Umwelt des Patienten gehemmt oder gestört zu werden. Aber das ist ein Sonderfall.
Die Medizin, welche der Arzt in der Praxis dem Kranken verschreibt, ist nicht nur in einem Glas Wasser zu nehmen, sondern auch mit drei Teelöffeln guten Glaubens an die Tüchtigkeit des Arztes, die Güte der Schöpfung und die Zuverlässigkeit der pharmazeutischen Industrie.
Aus Bedingungen entstanden, von welchen der Patient nur wenig weiß, auf ein Stück Leben angewendet, von welchem der Arzt nur eine lückenhafte Vorstellung hat, soll die in der wissenschaftlichen Vorstellungswelt des Arztes beschlossene Heilmaßnahme in der ganz anderen Welt des Kranken wirksam werden. So ist es vielleicht nicht ganz ohne Nutzen, die Zusammenhänge dieser beiden Umwelten ein wenig zu beleuchten.

Täuschungen

Das Sprechzimmer eines Arztes hat zwei Türen. Durch die eine betritt der Mensch, beladen mit seiner Krankheit, die Umwelt des Arztes. Durch die andere wird er, mit der Hoffnung auf Heilung, in seine eigene Umwelt wieder entlassen.
Welch ein Weg!
Naive und fröhliche Maler des 15. Jahrhunderts haben sich einen Spaß daraus gemacht aufzumalen, wie sie sich einen Jungbrun-

nen vorstellen. Auf der einen Seite klettern die mit allen Gebresten dieser Erde Behafteten mühsam in das zauberkräftige Wasser, auf der anderen Seite kommen sie verjüngt und alerten Schrittes wieder heraus, muntere Albernheiten miteinander und mit den Krücken, die sie nicht mehr brauchen, treibend.
Die Verwandlungen, die mit einem Menschen vor sich gehen, der die beiden Türen durchschreitet, sind, wenn auch nicht so sichtbar, so doch tiefer gehend und erstaunlicher, als irgendein Jungbrunnen sie hervorzaubern könnte. Die beiden Türen sind magische Passagen.
Im Wartezimmer sitzen Lues, Rheuma, Mitralstenose, Rachitis und eine mäßig blutende Backe nebeneinander wie im Lehrbuch. Es sitzt da aber auch Herr Otto Kowalski, Reisender in Papierwaren, der nicht weiß, wo er sich das geholt haben könnte. Es sitzen da Frau Emmy Klose, die Gemüsehändlerin von der Ecke, die einen Schmerz im Knie und Sorgen um die Kundschaft hat, und Emil Wuttke, der seit dreißig Jahren Dienstmann ist und nicht begreifen kann, warum er im einunddreißigsten Jahre, beim Tragen eines ganz leichten Koffers, Herzklopfen und Schwindel bekommen hat. Es sitzt da Tante Pauline Krapf mit dem Kind Liebtraut, weil die Mutter keine Zeit hat. Es sitzt da der Taxifahrer Erich Strempel, der einen leichten Zusammenstoß hatte. Die Ursache des Zusammenstoßes war die offenbare Torheit eines Passanten und keineswegs die drei großen Steinhäger, die er getrunken hatte. Oft genug ja hatte er erprobt, daß er deren fünf ohne Schaden für seine Fahrkunst zu sich nehmen könne. Mit der gelassenen Skepsis des gewitzten Asphaltkenners besieht er von Zeit zu Zeit in seinem Taschenspiegel das Loch in seinem Schicksalsleder, bereit, sein eigenes Leiden mit der gleichen Ironie zu betrachten wie die Leiden seiner Gefährten in der Arche der Erwartung.
Was sitzt da nun eigentlich? Personen oder Fälle, Schicksal oder Zufall, Geduld oder Empörung, Krankheit oder Einbildung, unschuldige Opfer oder schuldige Sünder?
Frau Emmy Klose erzählt ihrer Nachbarin, daß an diesem Morgen nicht nur, als sie auf der Treppe ausrutschte, der Schmerz im Knie ganz plötzlich wieder aufgeflammt, sondern daß im gleichen Augenblick auch die Milch angebrannt sei. Tante Pauline Krapf nimmt dieses Zusammentreffen keineswegs wunder. Sie meint, daß ein Unglück selten allein komme. Offenbar sieht sie einen Zusammenhang zwischen den beiden Ereignissen. Ein Kausalzusammenhang liegt ohne Zweifel nicht vor. Was sollte für eine Verbindung zwischen dem Knie und dem Milchtopf bestehen? Wenn

also ein Zusammenhang vorliegt, kann es nur ein magischer Zusammenhang sein. Kowalski und Wuttke stimmen bei und berichten über verschiedene, durch Erfahrung sicher belegte Häufungen von Malheurs.
Naive Überzeugung sieht Zusammenhänge, die sich durch keine wissenschaftliche Theorie beweisen lassen. Es sind Reste des alten Glaubens an die Allgegenwart der Dämonen, welche keine weitere Aufgabe haben, als den Menschen zu foppen oder zu plagen. Nur der Taxifahrer Strempel meint, ob nicht vielleicht der seit acht Tagen am Himmel stehende Komet für den Schmerz in Madame Kloses Knie verantwortlich zu machen sei.
Seine Ironie erweist ihn als Voltairianer. Aber was vermag der Versuch eines aufgeklärten Taxifahrers, die Dämonie ad absurdum zu führen, in einer Welt, in der jedermann lieber an Sterne glaubt, die an seinem Unglück schuld sind, als an seine eigene Dummheit, in einer Welt, in der jedermann die abergläubischen Vorurteile der Menge den einfachsten Einsichten der Vernunft vorzieht. Hat ja sogar Voltaire selbst einmal in äußerster Ironie gesagt, daß er zu aufgeklärt sei, um nicht abergläubisch zu sein.
Die Gültigkeit mittelalterlicher Vorstellungen in unserer modernen Welt läßt sich sehr schön am Beispiel der Sonne zeigen. Seit vielen Generationen lernen wir alle in der Schule, daß sich nicht die Sonne um die Erde, sondern die Erde um die Sonne drehe. Aber wir alle sagen, daß die Sonne aufgehe und am Himmel entlangwandere. Wenn wir dabei die Autorität der klassischen Physik gegen uns haben, so haben wir die der Poesie auf unserer Seite. Die Dichter lassen die Rosse Apolls noch heute an ihrem und an unserem Himmel feurig dahinziehen. Wenn wir bisher darauf verzichtet haben, Sachverhalte in ihrem Rang zueinander zu bestimmen, stellen wir doch die Poesie im Rang über die klassische Physik.
Keiner von uns zweifelt an der Gültigkeit des kopernikanischen Weltsystems. Aber für uns alle geht die Sonne unter. Der Mensch ist offenbar fähig, zwei einander widersprechende Umwelten in seiner so vieles bergenden Brust nebeneinander zu dulden.
Es ist gut, daß er das kann. Denn gegenüber der Wissenschaft empfiehlt es sich zuzuwarten. Die spezielle Relativitätstheorie zum Beispiel ist schon wieder so weit, daß sie, ebensogut wie Kopernikus die Sonne zum Bezugspunkt des Systems nahm, die Erde dazu nehmen kann, und wenn sie Lust hat, sogar den zweiten Knopf von oben an der Weste von Erich Strempel. Das restliche Weltall dreht sich dann um Strempels zweiten Westenknopf. Die

Formeln werden dann sehr kompliziert, aber die Sache läßt sich auch auf diese Weise darstellen. Die wissenschaftliche Formulierung dafür lautet, daß von zwei Bezugssystemen, die sich mit konstanter Geschwindigkeit relativ zueinander bewegen, keines vor dem anderen bevorzugt ist, und daß jedes Inertialsystem mit gleichem Recht als ein absolut ruhendes System betrachtet werden kann.

Es betritt nun das Sprechzimmer ein Patient, der »Wasser in den Beinen hat«. Er ist besorgt, weil auch der Vater und die Großmutter an der Wassersucht gestorben sind. Vertrauensvoll geht er zu seinem alten Hausarzt, welcher schon den Vater und die Großmutter bis zur Pforte der ewigen Seligkeit geleitet hat. Welch ein Vertrauen!

Aber der Patient denkt nicht statistisch. Er ist überzeugt, daß der alte, erfahrene Arzt nun ganz besonders gut über ihn Bescheid wissen werde, nachdem die Wassersucht doch offenbar »in der Familie liege«. Er schildert dem Arzt seine Beschwerden. Der alte Doktor blättert unterdessen in seinen Aufzeichnungen und findet beim Vater die Notiz: »Potat. stren. Chron. Nephr. †« und bei der Großmutter: »Tum. mal. ov. sin. Caput Medusae!! †« Er nickt: »Ja, ja, es liegt in der Familie!« Die Umwelt des Patienten und die Umwelt des Arztes scheinen in harmonischer und überzeugender Weise miteinander übereinzustimmen. Vielleicht ist die Medizin gar nicht so schwierig. Tatsächlich besteht die Übereinstimmung nur hinsichtlich der Kreuze. Die Wirklichkeit sieht folgendermaßen aus.

Die Schilderung des Patienten von seinen Beschwerden und ihrer Entstehung ist so charakteristisch, daß der Arzt ohne weiteres eine Vermutungsdiagnose stellen kann. Es handelt sich offenbar um Mängel in der Leistungsfähigkeit des Herzens. Welcher Art die Störung im Mechanismus des Herzens ist, wird die genaue Untersuchung ergeben. Die Notiz über den Vater besagt, daß er ein »Potator strenuus«, ein Hartsäufer war und an einer chronischen Entartung beider Nieren zugrunde gegangen ist. Die Großmutter hatte einen »Tumor malignus ovarii sinistri«, eine bösartige Geschwulst des linken Eierstockes, also einen Krebs, und ein »Caput Medusae«, ein Medusenhaupt. Sollte die Großmutter wirklich einen Anblick geboten haben, der Helden in Schrecken versetzte? Ach nein, sie war eine würdige, weißhaarige Frau, welche ihr Leiden mit der stillen Ergebenheit des Alters als eine Fügung des Himmels hinnahm. Das Caput Medusae ist ein schon von Hippokrates beschriebenes, sehr eindrucksvolles klinisches Symptom.

Geschwülste im Unterleib vergrößern sich zuweilen so stark, daß die Venen, welche das Blut aus den unteren Teilen des Körpers zum Herzen zurückbefördern, mehr oder weniger abgeklemmt werden. Der Körper hilft sich dann damit, daß er die durch die Bauchdecken führenden kleinen Umgehungsvenen enorm erweitert. So entsteht ein ungewöhnlicher Anblick, welchen die Alten mit dem Haupt der Medusa verglichen haben.
Der alte Arzt erinnert sich noch gut des eindrucksvollen Bildes. Auch hatte er schon bei Lebzeiten die Art der Geschwulst durch den Nachweis einer übermäßig großen Menge von Eierstockhormon im Harn der Patientin bestimmen können. Es war ein origineller diagnostischer Versuch gewesen, welcher nur selten Erfolg verspricht und für den Patienten nutzlos ist. Die medizinische Gesellschaft hatte ihm lebhaften Beifall gespendet, als er mitteilen konnte, daß das Mikroskop bei der Sektion ihm seine Diagnose bestätigt hatte. All das geht dem alten Arzt durch den Kopf, während der Patient auf ein Orakel wartet, welches über sein Leben, seine Zukunft und das Glück seiner Kinder entscheiden wird, »Ja, ja, es liegt in der Familie!«
Die drei Krankheiten der drei Generationen haben nichts miteinander zu tun. Wassersucht ist überhaupt keine Krankheit. Wassersucht ist ein Zusammentreffen von Erscheinungen, ein Zustandsbild, welches bei den verschiedensten Erkrankungen als Ausdruck von Störungen im Wasserhaushalt der Körpers vorkommt. Ganz verschiedene Ursachen führen zu gleichen oder ähnlichen Erscheinungen, alle die Ursachen nämlich, die den Wasserhaushalt des Körpers in Unordnung bringen.
Wie verhält sich nun der Arzt gegenüber den so einleuchtenden wie unzulänglichen Vorstellungen seines Patienten? Er ist Psychotherapeut! Das ist ein sehr feierliches Wort für eine sehr einfache Sache, für die Toleranz des Arztes nämlich, ohne Hochmut auf die Umwelt seines Patienten einzugehen. Das ist aber nicht nur tolerant, es ist auch klug. Soll der Arzt dem Patienten die Zusammenhänge auseinandersetzen? Er würde ihn nur an all den Zweifeln teilhaben lassen, welche die Wissenschaft selbst unerbittlich gegenüber ihren eigenen verwickelten Vorstellungen hat. Sind diese Vorstellungen doch niemals endgültig. Wie oft hat es sich in der Geschichte der Medizin ereignet, daß man, nachdem man zwei Krankheitsbilder mühsam voneinander zu unterscheiden gelernt hatte, später eine ganz unvermutete gemeinsame Ursache für beide fand. Die Gehirnlues von der Paralyse genau zu unterscheiden, wieviel Mühe haben die Neurologen und Psychiater des 19. Jahrhun-

derts darauf verwendet, bis schließlich die Entdeckungen des 20. Jahrhunderts es ermöglichten zu zeigen, daß beide Krankheiten späte Formen der gleichen, gewöhnlichen Syphilis sind. So hält der Arzt sich klug zurück, dem Patienten Zusammenhänge zu erklären, welche für diesen ebenso unverständlich wie nutzlos sind. Diese Zurückhaltung erspart dem Patienten, die Lehren des alten Virchow in eine Umwelt einbauen zu müssen, in die sie so wenig hineinpassen, wie die Fliegentheorie des Spritzenalbinos in die Umwelt der Mohren hineinpaßte. Diese kluge Zurückhaltung ist die erste Täuschung, welche der Arzt dem Vertrauen seines Patienten zumutet. Die zweite Täuschung ist die über das Wesen und den Charakter seiner Heilmittel.
Nehmen wir den betrüblichsten und einfachsten Fall. Die Lage des Patienten ist aussichtslos. Die Wissenschaft verfügt über keinerlei Mittel, seine Krankheit zu heilen. Sie mag ihm vielleicht ein wenig seine Beschwerden lindern können. Sie kann einige Symptome bessern, aber sie kann nichts zu seiner Rettung tun. Gleichwohl verschreibt der Arzt ein Rezept. Wenn er dem zum Untergang Bestimmten keine Hilfe gewähren kann, wenigstens die Illusion der Hilfe will er ihm nicht verweigern. Darum wird der Arzt den Patienten der unbedingten und sicheren Wirkung der Medizin um so eindringlicher versichern, je wirkungsloser die Medizin ist. Er wird sogar, um den Patienten über den Ernst seiner Lage so wirksam wie möglich zu täuschen, einen Scherz machen.
Welch bitteres Kunststück!
Zuweilen, das ist gewissermaßen das andere Extrem, sieht sich der Arzt folgender Lage gegenüber: Die Untersuchung der Krankheitserscheinungen hat ihn bei seinem Patienten zu dem Ergebnis geführt, daß nur zwei Krankheiten in Frage kommen. Es spricht ebensoviel für und gegen die eine wie für und gegen die andere der beiden Möglichkeiten. Die Chancen stehen gleich. Es handelt sich um eine Unterscheidungsdiagnose, eine sogenannte Differentialdiagnose.
Es sei angenommen, es handle sich um eine Halsentzündung bei einem Knaben auf dem Land, welche sowohl eine Diphtherie wie eine gewöhnliche Mandelentzündung sein könnte. Es sei ferner angenommen, daß die Möglichkeit, den Erreger durch das Mikroskop zu bestimmen, aus irgendeinem Grund in diesem Fall nicht gegeben sei. Das einzige noch zur Verfügung stehende Mittel, die Lage zu klären, ist das Heilmittel selbst. Das Heilmittel selbst muß helfen, die Differentialdiagnose zu entscheiden. Führt die Einspritzung von Diphtherieserum zu einer sofortigen und über-

zeugenden Besserung des Zustandes, so ist die Diagnose einer Diphtherie »ex juvantibus« gesichert. »Ex juvantibus« bedeutet »aus den Hilfsmitteln«. Bleibt das Diphtherieserum wirkungslos und führt danach ein Versuch mit Chinin zum Erfolg, so wird die Diagnose sich für die Mandelentzündung entscheiden.
Die Einspritzung des Diphtherieserums in einem so gelagerten Fall ist ein Experiment am Krankenbett.
Wie wird der Arzt sich verhalten? Soll er den besorgten Eltern erzählen, daß er nicht weiß, an was der blonde Knabe, ihre Hoffnung und ihr Glück, erkrankt sei? Soll er ihnen erzählen, daß er mit dem Erben des Hauses, dem Träger der Überlieferungen so vieler Generationen, ein Experiment machen werde? Soll er ihnen die tragische Unzulänglichkeit seines Berufes auseinandersetzen? Ach nein! Das alles verschließt der alte Arzt in seiner Brust. Der Mann, der gegen den Tod kämpft, weiß, daß er seine Siege mit Niederlagen bezahlen muß. Die gestrenge Herrin, die Wissenschaft, hat ihn gelehrt, daß die Diphtherie die gefährlichere der beiden Erkrankungen ist. Versucht er es zuerst mit Chinin und ist es Diphtherie, ist der mögliche Schaden für den Knaben größer, als wenn er zuerst das Serum nimmt und sich die Krankheit doch als gewöhnliche Mandelentzündung erweist. Freilich, auch dieser »kleinere Schaden« kann zuweilen in schweren Herzschädigungen bestehen, und er kann sogar zum Tode führen. Aber das ist selten.
Hinter diesem kleinen Worte »selten« verbirgt sich ein umfangreicher Tatbestand. Obgleich die Chancen der Unterscheidungsdiagnose ganz gleich stehen, trifft der Arzt seine Entscheidung nicht wie ein Roulettespieler, der das Glück versucht, Rot das Leben und Schwarz der Tod. Diese Chance wäre nur fünfzig Prozent. Die Wissenschaft gibt ihm eine größere in die Hand und opfert dafür die Person des Kranken.
Die Entscheidung des Arztes ist eine statistische. Durch Generationen sammeln die Ärzte ihre Erfahrungen und teilen sie einander mit. Die Überlegungen, die der alte Arzt am Bett des blonden Knaben anstellt, sind sehr verwickelt. Sie lassen keinen Raum für Gefühle. Das Bild des blühenden Lebens, das in seine Hand gegeben ist, darf er nicht einmal sehen. Die gestrenge Herrin erlaubt es nicht. Es ist nicht der blonde Knabe, den er seiner Zukunft zurückgeben soll, es ist der Fall einer Differentialdiagnose zwischen Diphtherie und Mandelentzündung, welcher nach der Lehre entschieden werden muß. Die Überlegungen des Arztes sind folgende: Man weiß, daß die Zahl der Todesfälle bei Diphtherie um ein Vielfaches größer ist als die Zahl der Todesfälle bei gewöhnlicher

Mandelentzündung. Aber auch bei Mandelentzündungen kommen Todesfälle vor. Nimmt man nun einmal an, man übersähe eine große Zahl, etwa hundert Fälle, bei denen die Chance für Diphtherie und die Chance für Mandelentzündung völlig gleich wären und bei denen auch tatsächlich fünfzig der Fälle Diphtherie und fünfzig Mandelentzündungen wären. Aus der nach Zehntausenden von Fällen zählenden Statistik der ärztlichen Erfahrungen weiß man, daß man bei fünfzig Fällen von Diphtherie, welche rechtzeitig mit Serum behandelt werden, mit höchstens einem Todesfall zu rechnen hat. Bei fünfzig Fällen, welche unter gleichen Bedingungen nicht behandelt werden, würde die Zahl der Todesfälle neun sein. Bei der Mandelentzündung brauchte man, wenn sie mit Chinin behandelt wird, überhaupt mit keinem Todesfall zu rechnen. Denn bei mit Chinin rechtzeitig behandelter Mandelentzündung tritt nach der Statistik erst auf achthundert Fälle ein Todesfall ein. Bei der nichtbehandelten Mandelentzündung dagegen hätte man mit einem Todesfall zu rechnen.

Es spielt dabei keine Rolle, daß ein einzelner Arzt eine so große Zahl gerade so gelagerter Fälle selbst in einem langen Leben kaum erleben wird. Aber der einzelne Fall, der Fall des blonden Knaben, steht unter diesen Bedingungen. Um zu erfahren, wie er entschieden werden muß, bedient sich der alte Landarzt in dem einsamen Gutshaus der Erfahrungen aller Ärzte der Welt. Er bedient sich der Statistik.

Die Statistik faßt diesen ganzen verwickelten Sachverhalt zusammen in die einfache Feststellung: Bei der Differentialdiagnose Diphtherie–Mandelentzündung ist die durchschnittliche Mortalität bei Chininbehandlung 18 Prozent, bei Serumbehandlung 2 Prozent.

Was erscheint also klarer, als daß der alte Arzt das Serum nehme? Aber er kann nicht wissen, ob nicht der blonde Knabe gerade dieser eine Fall von den fünfzig ist, welcher an seiner unbehandelten Mandelentzündung zugrunde gehen wird.

Er gibt sein Serum, und dieser Knabe stirbt. Zuweilen verlockt den Arzt die verführerische Chance, es auf Glück ankommen zu lassen, auf Rot zu setzen, um das blühende Leben, das ihm in die Hand gegeben ist, zu retten. Aber die Wissenschaft kennt keine Gnade. Wenn der Arzt seinen Gefühlen Lauf läßt, wird er unexakt und schließlich unsicher werden. Für den einen Fall, den er durch eine nicht streng begründete Verschreibung rettet, wird er zwei andere verlieren, welche zu retten gewesen wären, wenn er in allen Fällen der Wissenschaft gehorcht hätte.

So trifft er, souverän und gefühllos, über den Fall des blonden Knaben die Entscheidung, welche die wissenschaftliche Vernunft gebietet. Erst wenn er diesen Entschluß gefaßt hat, streichelt er freundlich des Knaben wirres Haar. Vielleicht erinnert er sich dabei für einen Augenblick der Träume, die er als Jüngling von der edlen Berufung, leidenden Menschen zu helfen, geträumt hat. Dann gibt er den Eltern eine hoffnungsvolle Versicherung über die Wirksamkeit eines Heilmittels, welches er anwandte auf eine Krankheit, die noch nicht einmal zu diagnostizieren möglich war. Dann trabt er, gebeugt ebenso von der Mühe seiner Erfolge wie von der Last seiner Mißerfolge, weiter auf dem steinigen Pfade, welchen die gestrenge Herrin ihm vorschreibt. Das Vertrauen seiner Patienten ist die noble Gloriole, die über seinem grauen Haupte schwebt. Wie können sie je verstehen, daß er im Recht war, als er zur falschen Diagnose das falsche Medikament gab! Er ist weise genug, das Vertrauen seiner Patienten, so ähnlich dem Vertrauen der Kinder in das größere Wissen und die längere Erfahrung der Erwachsenen, nicht mit all den Zweifeln zu belasten, die überflüssig sind, wenn die Sache gut ausgegangen ist, und nichts mehr retten, wenn es ein schlechtes Ende genommen hat.
Von der Vorstellung, daß zwischen der Umwelt des Arztes und der Umwelt des Patienten harmonische Beziehungen bestünden, ist keine Rede.
Jeder Patient, der durch die Tür eines Sprechzimmers tritt, verwandelt sich bei seinem Durchgang durch diese magische Passage aus einem Menschen mit Schicksal oder Schuld, mit Geduld oder Empörung, mit zitternder Hoffnung oder dumpfer Verzweiflung in einen Fall, der nach der Lehre entschieden werden muß. Alles, was dieser Mensch an Persönlichem mitbringt, wird zum Bestandteil seines klinischen Bildes. Es wird zum Gegenstand der Untersuchung. So hat die wissenschaftliche Medizin es den jungen Scholaren gelehrt; aber diese strengen und einfachen Lehren muß er durchführen in einer Welt der Mannigfaltigkeit, in der die Krankheit mehr bedeutet als nur eine biologische Störung. Er muß sie gegenüber einem Patienten durchführen, der keine Vorstellung von dem Begriffsschema hat, das die wissenschaftliche Medizin auf ihn als Fall anwendet. Er muß die beschränkte Welt der medizinischen Wissenschaft, für die der Patient ein statistisches Individuum ist, und die überströmende Mannigfaltigkeit des Lebens, in der der Patient ein Mensch ist, miteinander in Übereinstimmung bringen. Das ist seine Aufgabe als Arzt. Die medizinische Wissenschaft lehrt ihn nicht, wie er das machen soll. Da er aber als Arzt den Pa-

tienten an den Wohltaten der Wissenschaft teilhaben lassen will, muß er eine Brücke schlagen über die Kluft, die zwischen der Lehre und dem Leben klafft. Die Wissenschaft ist gefühllos, und Gefühl ist unwissenschaftlich. So bedient er sich der Täuschung, um die Aufgabe zu lösen, leidende Menschen als statistische Fälle, streng nach der Lehre, von ihren Leiden zu befreien. Er muß das Vertrauen des Patienten, um es überhaupt erwerben zu können, täuschen. Worüber er den Patienten täuscht, ist nichts anderes als der eigentümliche Mangel an Humanität, der der wissenschaftlichen Medizin als einer auf experimenteller Naturwissenschaft aufgebauten Disziplin eigen ist.
Die dritte Täuschung, mit welcher der Arzt das Vertrauen seines Patienten belastet, ist die merkwürdigste von allen. Das, was dem Patienten, wenn er den Arzt aufsucht oder ruft, am wichtigsten erscheint, ist weder der Name der Krankheit, die Diagnose, noch die Art der Behandlung, die Therapie. Das wichtigste für ihn ist der Ausgang der Krankheit. Er erwartet vom Arzt, daß er im voraus erkenne, ob die Krankheit heilbar sei, ob sie zum Tode führen werde, ob er seine Gesundheit wiederbekomme oder ob die Krankheit Schäden zurücklassen werde, die ihn in seinem Dasein beeinträchtigen werden. Schließlich will er wissen, wie lange die Krankheit dauern wird. Alles das faßt die Medizin unter dem Begriff der Vorauserkennung, der Prognose, zusammen.
Was die Prognose anbelangt, ist der Patient einem besonders verwickelten System von Täuschungen ausgesetzt. Diese Täuschungen werden um so gründlicher und sorgfältiger durchgeführt, je ungünstiger die Prognose ist, das heißt, je wahrscheinlicher es wird, daß der Kranke sterben muß. Die Ärzte sind dahin übereingekommen, daß man einem Patienten nicht sagen solle, daß er sterben müsse. Derjenige, demgegenüber das höchste Maß an List aufgewendet wird, um das System der Täuschungen wirksam zu erhalten, ist der Arzt selber, wenn er Patient geworden ist. Mit einem gewissen Respekt erzählen Ärzte einander, daß der berühmte Pathologe auf seinem letzten Lager genau gewußt habe, was gespielt wurde. Seine unbestechliche wissenschaftliche Vernunft hatte das Meisterstück zuwege gebracht, sich selbst zum Fall zu machen. Sie hatte ihm geholfen, nicht nur das System der Täuschungen zu durchschauen, sondern auch die Bereitwilligkeit zu überwinden, mit welcher die eigene arme Seele so gern sich täuschen läßt.
Dieser letzte Sieg des alten Arztes ist wahrlich des Respektes wert. Das letzte Lächeln seines Intellekts ist ein Lächeln der Befriedigung darüber, daß er im Tode blieb, was er sein ganzes Leben lang

gewesen war – klüger als seine Kollegen. Die Richtigkeit der Diagnose seines eigenen Falles bewies er sich, indem er, der Lehre gemäß, an ihr starb.
Ein argumentum ad personam! Aber diesen Einwand braucht er sich nicht mehr anzuhören. Er ist dort, wo ihm das Geheimnis des Bios endlich entschleiert werden wird. Den Himmel der wissenschaftlichen Medizin kann man sich nur vorstellen als eine riesige Bibliothek, in welcher geflügelte Geheimräte als brillentragende Engel an den Regalen auf und ab schweben, um die Lösungen nachzuschlagen für all die Rätsel, die ihnen die Natur zu Lebzeiten aufgegeben hatte.
Dem Kranken seinen sicheren Tod verkünden bedeutet noch heute, ihn auf eine Insel ohne Hoffnung zu verbannen. Nur die Kirche kann es wagen, dem Menschen zu sagen, daß sein Ende gekommen sei. Sie sendet ihm ihren Priester und erklärt ihm, daß er seine Rechnung mit dem Himmel zu machen habe.
Freilich, der Priester und der Arzt befinden sich in einer sehr unterschiedlichen Lage. Bis zum letzten Augenblick sind beide der Möglichkeit ausgesetzt, daß die Prognose sich geirrt habe und daß der Patient am Leben bleiben werde. In einer so in der Schwebe befindlichen Lage kann die Entscheidung zuungunsten des Patienten allein dadurch zustande kommen, daß ihm eröffnet wird, daß er sterben müsse. Die Seele eines Schwerkranken ist ein empfindliches und flüchtiges Ding. Wenn der Arzt mit seiner ganzen Autorität dem Schwerkranken sagte, daß er sterben müsse, würde sein Lebenswille erlahmen. So träte der Tod schließlich nur deshalb ein, weil dem Kranken die Hoffnung genommen wurde.
Wenn die Waage des Todes noch in der Schwebe ist und das Erscheinen des Priesters zur Letzten Ölung für den Patienten der Anlaß wird, sein Leben aufzugeben, sind die Folgen des priesterlichen Irrtums andere, als wenn diesen Irrtum der Arzt begeht. Der Irrtum des Priesters öffnet der armen Seele immer noch die Pforten des Himmels. Der Irrtum des Arztes öffnet dem Menschen nur den Sarg. Die Wissenschaft der Medizin hat für ihren Patienten keinen Himmel zur Verfügung.
Eine genaue Beobachtung der Vorgänge beim Sterben läßt der Vermutung Raum, daß die Natur nicht darauf besteht, daß das Ich bei der Trennung von seinem biologischen Aufenthaltsort mit vollem Bewußtsein dabeisein müsse. Das Bewußtsein ist gewöhnlich schon entschwunden, ehe die letzten Phasen des Sterbens vor sich gehen. Hier ist die Natur milde und macht es dem Menschen leicht. Die Ärzte, die dem Sterbenden keinen Himmel zu bieten ha-

ben, sind bescheiden genug, sich in dieser Sache nach der Natur zu richten. Wenn das Leben zu Ende ist, ist auch die Wissenschaft vom Leben an ihren Grenzen angelangt. Sie hat ihre Niederlage erlitten. Was danach kommt, untersteht nicht mehr ihrer Herrschaft. Die arme Seele zu trösten, bedarf es höherer Kategorien, als der Biologie zur Verfügung stehen. Sie hat kein Motiv, den Menschen mit seinem Ende zu konfrontieren. So sind die Ärzte übereingekommen, daß man den Patienten nicht auf die Insel der Verlorenheit verbannen dürfe, daß man ihm nicht sagen solle, daß er sterben müsse.
Die dritte der Täuschungen, mit welchen der Arzt das Vertrauen seines Patienten belastet, hat keinen anderen Grund als wissenschaftliche Bescheidenheit.
Klugheit, Weisheit und Bescheidenheit sind die Motive, welche den Täuschungen zugrunde liegen. Der Patient ist ein Mensch und ein Fall. Ein Mensch für sich selbst, ein Fall für die Wissenschaft. Dieser Abgrund ist durch die Lage gegeben. Der Arzt sieht diesen Abgrund, der Patient kann ihn nicht sehen. Dieser Gegensatz reizt zum Zynismus. Es ist ein Zynismus der Güte.
Es sollte nicht gesagt werden, daß diese Täuschungen immer und unter allen Umständen veranstaltet werden. Aber sie sind nicht zufälligen Charakters. Der Arzt, der in der Mitte zwischen der Ratio der Wissenschaft und dem Leid der Schöpfung steht, bedarf ihrer. Klugheit, Weisheit und Bescheidenheit gebieten sie. Sie ergeben sich aus dem Zusammenstoß einer geschlossenen wissenschaftlichen Vorstellungswelt mit der Mannigfaltigkeit des Lebens. Sie sind unvermeidlich, wenn bei der Anwendung der medizinischen Wissenschaft auf den lebenden Menschen den Geboten der praktischen Vernunft, der Güte und der Menschlichkeit Genüge getan werden soll. Es ist das Schicksal des Arztes, daß die Medizin trotz all ihrer wunderbaren Erfolge in ihrem Kampf gegen den Tod zuletzt immer besiegt ist. Auch das lädt der Arzt zu all den Lasten, welche sein Beruf ihm aufbürdet, auf seine Schultern. Darüber spricht man höchstens, wenn man unter sich ist. Wenn man unter sich ist, ist man zynisch.
Solange der Zynismus der Auguren zum Motiv die Güte hat, solange kann man dem Patienten zumuten, das Vertrauen in die Täuschungen, welchen er ausgesetzt ist, zu bewahren. Die Therapie braucht sein Vertrauen. Je fester der Patient auf die Gefühle vertraut, welche die Wissenschaft für ihn nicht hat, um so sicherer wird er als der Fall geheilt werden, welcher er nicht sein möchte. Darum ist für den Arzt der Sympathischste der Patienten der Taxi-

fahrer Erich Strempel. Was könnte den Zynismus der Güte vollkommener ergänzen als die Ironie eines Voltairianers des Asphalts!

Glanz und Elend der Diagnose

Im ersten Essay wurde versucht, den Punkt aufzuzeigen, an welchem sich die Neugier des Menschen vom Glauben und von der Frömmigkeit löste und dem Lichte Luzifers folgte, um zum Wissen zu gelangen. Es wurden die Ergebnisse betrachtet, die von diesem Punkte aus erreicht werden konnten. Es zeigte sich, daß dieser Weg ins Unbekannte führt. Es wurde die tiefe und feine Komik aufgezeigt, die entsteht, wenn das durch die Wunder des Verstandes entwickelte Wissen auf das Wunder des Lebens angewendet wird.
Die Unbekümmertheit, mit der das Wissen auf das Leben angewendet wird, entstammt nicht derselben Quelle wie das Wissen selbst. Sie entstammt nicht der Ratio. Sie ist naiv. Gerade diese Naivität in der Anwendung wissenschaftlicher Erkenntnisse auf das Leben hat Probleme geschaffen, welche die Menschheit erst langsam zu begreifen beginnt. Mit Ratio allein können sie nicht bewältigt werden.
Es wurde versucht, eine Skizze von dem Gegenstand der Medizin zu entwerfen, jener von ihrem Schicksalsleder umschlossenen Seele, welche sowohl der verschwenderischen Großmut wie der entschlossenen Naivität der medizinischen Wissenschaft ausgesetzt ist.
Dann hieß es, eine Brücke zu bauen. Es stellte sich heraus, daß die intellektuelle Transparenz der Naturwissenschaft die magische Poesie der Kongomohren nicht zu erleuchten, sondern nur zu zerstören vermag. Ebenso stellte sich heraus, daß die wissenschaftliche Ratio die mittelalterlichen Dämonen des Wartezimmers nicht zu besiegen, sondern nur zu ignorieren imstande ist. Von der Magie zur Wissenschaft, von den Dämonen zur Ratio eine Brücke zu bauen, welch ein Vorhaben! Dieses Vorhaben wäre zum Scheitern verurteilt gewesen, wenn nicht der Begriff der Umwelt zur Verfügung gestanden hätte.

Es ist das Verdienst des Biologen Jakob v. Uexküll, gezeigt zu haben, daß die Bedeutung des Begriffes »Umwelt« weit über das hinausgeht, was der gewöhnliche Sprachgebrauch hinter dem Wort

vermuten läßt. Mit Hilfe dieses fruchtbaren Begriffs konnten einige Aussagen über die Umwelt der Wissenschaft gemacht werden. Daß man dabei so schnell auf Grenzen der Wissenschaft stößt, die man so mitten im Leben gar nicht vermutet, dafür werden natürlich eher diejenigen dankbar sein, welche jenseits, als diejenigen, welche diesseits dieser Grenzen stehen. So konnten einige Abgrenzungen vorgenommen werden zwischen der sicheren Umwelt des auf die rationalistische Solidität seiner Wissenschaft vertrauenden Arztes und der vagen Umwelt des Patienten, in welcher er von immer noch äußerst agilen Dämonen geplagt wird, während er sich die Schienbeine an den erkaltet umherliegenden Meteorblöcken wundstößt, die irgendwann einmal aufleuchtend vom Firmament der Wissenschaft durch das Vermischte des Abendblattes in seine Umwelt herabgestürzt sind.
So wurde ein Bild von der geistigen Landschaft geschaffen, in welcher die Anwendung biologischer Erkenntnisse auf das Leben des gewöhnlichen Menschen sich abspielt. Dies wird vielleicht bei der Betrachtung des Wunderinstrumentes von Nutzen sein, ohne welches es weder vernünftige Überlegungen über Krankheiten noch vertretbare Anwendungen biologischer Erkenntnisse auf Kranke gäbe. Das Wunderinstrument, das das Tor zum Land der Therapie öffnet, ist die Diagnose.
Was ist eine Diagnose?
Sie ist das Kreuz des Arztes und zugleich der feinste geistige Genuß, welchen die medizinische Wissenschaft dem Arzt zu bieten hat. In jeder Diagnose, welche richtig gestellt wird, versammelt sich wie in einem Brennspiegel das Licht vieler Jahrhunderte der Forschung, um, hic et nunc, das Schicksal eines Menschen, das in seiner Herkunft aus der Reihe seiner Ahnen älter als die Forschung und in der unendlichen Mannigfaltigkeit seines Milieus niemals auszuschöpfen ist, zu durchleuchten und seine Leiden den Wohltaten zu überliefern, welche die Wissenschaft zu vollbringen vermag.
Die Befriedigung, einen Kranken zu heilen, ist moralischer Natur. Die Befriedigung, eine Diagnose zu stellen, ist ein geistiges Vergnügen höchsten Ranges. Eine Diagnose zu stellen, ist ein schöpferischer Akt. Vor der Diagnose gibt es keine Krankheit im wissenschaftlichen Sinn. Es gibt die Leiden des Patienten und ihre Symptome. Erst in dem Augenblick, in welchem der Arzt die Vielfalt der Symptome zueinander in Beziehung setzt, die in dieser ganz bestimmten Konstellation einander zugeordneten und einander entsprechenden Symptome auf eine einheitliche Ursache zu-

rückführt, den Patienten einem ganz bestimmten Krankheitsbild zuordnet, ihn als »einen Fall von« definiert, in diesem Augenblick erst tritt die Krankheit aus der magisch dunklen und drohenden Kulisse der Symptome in das helle Rampenlicht der Ratio: Jedesmal in diesem Augenblick verkündet der Arzt im Dienste der Pflichten, welchen er sich mit seinem hippokratischen Eide unterwarf, und kraft der Macht, welche die gestrenge Herrin seinem Wissen verlieh, einen Spruch des Schicksals.
Was alles steckt in einem solchen Spruch des Schicksals verborgen! In diesem wahrhaft brillanten Augenblick, in welchem durch den schöpferischen Akt der Diagnose die Krankheit konstituiert wird, tritt die ganze aufregende, großartige und grausame Poesie des Lebens mit einem Schlag in Erscheinung.
Was ahnt der Patient, der Leidende, davon, welcher Abenteuer des Geistes es bedurft hat, damit klargestellt werden kann, daß sein Leiden, seine Atemnot etwa, unter das Krankheitsbild der Mitralstenose fällt? Was weiß er davon, daß es da vor vielen Jahrhunderten einen Mann in Salamanca gegeben hat, der Arabisch lernte, um das ärztliche Wissen des Avicenna, das auf die Quellen des Altertums zurückgeht, der europäischen Neugier zugänglich zu machen. Der Mann in Salamanca erlitt den Märtyrertod der Wissenschaft, weil er seines heidnischen Wissens wegen den Frommen jener Zeit als Ketzer erschien. Was weiß der Patient von dem kühnen Mute jenes Amsterdamer Gelehrten, der die Leiche eines Pferdediebes vom Galgen stahl, um durch den Augenschein die Anatomie des Herzens kennenzulernen, des gesunden Herzens eines Schurken, das schließlich dank dem Genie und der Gelehrsamkeit des kühnen Mannes die Quelle unendlichen Segens geworden ist für die kranken Herzen von Vätern, Kokotten, Diplomaten, Boxern, Nonnen, Kapitänen, Versicherungsagenten, Kardinälen, Waschfrauen und Gelehrten. Wie souverän stellt das Schicksal seine Blumensträuße zusammen aus Wegerich, Orchidee und Digitalis purpurea. Kaum je wird ein Patient sich darüber Gedanken machen, in welch wahrhaft gemischte Gesellschaft er von der mächtigen Poesie des Lebens als letzter Fall verschlagen worden ist.
Auch wird er, wenn er das Fläschchen brauner Flüssigkeit, das der Arzt ihm verschreibt, dreimal täglich zwanzig Tropfen, geschluckt hat und seine Atemnot hinweggezaubert ist, kaum je erfahren, daß es eine alte keltische Kräuterhexe ist, der ein englischer Gelehrter das Geheimnis des braunen Trankes entlockte.
So nimmt der Patient seine Diagnose in Empfang, diesen blitzen-

den Kristall der Ratio, dankbar vielleicht, aber doch ohne eine Ahnung davon, daß es ein Diamant von vielen Karaten ist. Lächelnd überreicht der Jünger der gestrengen Herrin dem Patienten das Wissen der Jahrhunderte als großmütiges Geschenk. Für den echten Jünger der Wissenschaft ist es ganz gleich, ob sein Diamant einem Fall von Staatsminister oder einem Fall von Waschfrau überreicht wird. Warum auch sollte er einen Unterschied machen! Schließlich wird auch der Staatsminister den Diamanten lieber in den Händen der Waschfrau als in seinen eigenen sehen, falls er das bewundernswerte spätantike Kunststück fertiggebracht hat, als Sohn einer Waschfrau Minister zu werden.
Was schließlich weiß der Arzt von dem Patienten, mit dem das Leben einen brillanten Augenblick lang ihn zusammentreffen läßt. Zwar ist seine Neugier nicht befriedigt, wenn er die Diagnose gestellt hat. Die Mitralstenose muß eine Ursache haben. Das kann eine feuchte Wiese sein, der Kuß einer schönen Frau, ein Gang zur Messe oder der lederne Haltering des Autobus Numero 12. Der Streptococcus viridans ist ein tückischer Geselle, der sich überall im Milieu herumtreibt. Es können aber auch die Sünden des Großvaters sein. Für die Ursache jeder Krankheit ist sowohl das Milieu des Kranken wie seine Konstitution von Bedeutung. Die Konstitution des Patienten beruht auf seinem Erbe, das vielleicht noch einen Faktor Dschingiskhan enthält oder zwei Faktoren Kaiser Rotbart lobesam, vielleicht aber auch noch ein Gen von jenem Pferdedieb, dessen totes Herz für sein lebendes von so großer Bedeutung wurde.
Angesichts dieser sowohl nach der Seite des Milieus wie nach der Seite der Konstitution unübersehbaren Möglichkeiten wird das Wunder der Diagnose immer erstaunlicher. Man wird sehen, wie der Arzt das Kunststück fertigbringt, seine scharf umrissene Diagnose aus der unendlichen Zahl der Erscheinungen und Möglichkeiten herauszuschneiden.
Zunächst muß ein Schritt zurückgegangen werden. Die Medizin beherrscht heute souverän die rationale Systematik der Diagnose, der Subsumierung varianter Symptome unter ein bestimmtes Krankheitsbild, aus welchem heraus sich die Ursache der Krankheit erklären läßt. Erst darauf ja läßt sich eine vernünftige Anwendung von Heilmitteln und Heilmethoden aufbauen. Diese rationale Systematik der Diagnose ist ein Ergebnis der wissenschaftlichen Forschung und kaum älter als hundert Jahre. Eigentlich hat erst Virchow mit der Systematik der Pathologie, der Lehre von den krankhaften Veränderungen der Zellen und Organe, die Grundla-

ge geschaffen, auf der die Forschung zum erstenmal ein geschlossenes System von Krankheitsbildern aufbauen konnte.
Die Basis, von der Virchow ausging, sind die Forschungsergebnisse, die er vorfand, als er seine Arbeit begann. Wir können annehmen, daß er eine Vorstellung von dem Ziel, das er erreichen wollte, gehabt hat. Ebenso sicher kann angenommen werden, daß die Männer, die im Lauf einiger Jahrhunderte die Voraussetzungen schufen, ohne welche Virchows Erfolg nicht denkbar gewesen wäre, von diesem Ziel keine Ahnung gehabt haben.
Welch ein Rätsel! Schritt für Schritt arbeiteten im Lauf der Geschichte der Medizin die Gelehrten auf ein Ziel zu, das verborgen in der Zukunft lag. Ist es der menschlichen Neugier gelungen, sozusagen einen unsichtbaren Vogel im Fluge abzuschießen? Oder konnte die medizinische Forschung notwendig an keinem anderen Ziele ankommen als an dem, welches Virchow erreichte?
Vielleicht wird die Clairvoyance eines Historikers in fünfhundert Jahren diese Frage einmal entscheiden können. Der Ratio folgend, mußte wohl eines Tages alles das, was gefunden worden ist, gefunden werden. Aber was steckt hinter dem Ungestüm, mit welchem der menschliche Geist allein den Verlockungen der Ratio folgte? Oft genug ist dieses Ungestüm an Wegegabeln vorbeigebraust, an denen der Lauf der Forschung ein sehr anderer hätte sein können, wenn das Interesse des westlichen Geistes ein anderes gewesen wäre.
Die Chinesen haben ihr medizinisches Interesse auf ganz andere Punkte als die Europäer gerichtet. Mit der praktischen Vernunft, die ein so hervorstechendes Merkmal dieses gescheiten Volkes ist, haben sie immer wissen wollen, wie die Sache ausgeht. So haben sie mit einer der westlichen Wissenschaft bislang noch unzugänglichen wissenschaftlichen Systematik die Prognose, die Vorausschau der Krankheit, entwickelt. Ärzte der alten chinesischen Medizin vermögen das Stigma mortis, das dunkle Wehen der Flügel des Todes über einer menschlichen Seele, schon zu einem Zeitpunkt zu erkennen, der dem europäischen Mediziner unbegreiflich ist.
Ihre Wissenschaft der Prognose beantwortet ihnen die Frage, die ihre Neugier stellt. Damit begnügen sie sich. Aber ist nicht die Genügsamkeit der stille Teich, auf dem die Lotosblume der Weisheit blüht?
Auch in Europa waren jahrhundertelang die Krankheiten nichts anderes als Strafen Gottes für die Sünden der Menschen. Welche Blasphemie, die Strafen Gottes durch intravenöse Injektionen aus

der Welt schaffen zu wollen! Und wie erfolgreich ist diese Blasphemie geworden!
Maeterlinck spricht einmal von der Schönheit der Krankheit und daß es nicht ausgemacht sei, daß die Krankheiten nicht die verschiedenen und authentischen Gedichte des Fleisches seien. Welch ein Aspekt! Was nützt es uns, festzustellen, daß Hölderlin eine Schizophrenie gehabt und vierzig Jahre in geistiger Umnachtung gelebt habe, wenn doch das Licht, das in seiner Seele erlosch, die ganze Welt zu erleuchten vermochte.
Es bleibe der Clairvoyance des Historikers in fünfhundert Jahren überlassen, herauszufinden, warum die Ratio das Abendland so lange in Fesseln zu schlagen vermochte. Vielleicht wird die Menschheit bis dahin so weit gelangt sein, daß diese Fesseln von weisen Mönchen in stillen Klöstern aufbewahrt werden.
Kehren wir zurück zur Diagnose, zu ihrem Glanz und zu ihrem Elend. Glanz umschimmert ja nur die Diagnose, welche stimmt. Die Kette der Irrtümer, die aus einer falschen Diagnose entstehen, umschlingt Arzt und Patienten in gleicher Weise und zieht sie beide ins Elend hinab. An nichts wird die wahre Würde des ärztlichen Berufes so sichtbar wie an den Irrtümern, welchen er ausgesetzt ist. Ist doch sogar der Irrtum des Arztes kein gewöhnlicher Irrtum, sondern ein Irrtum ersten Ranges. Das ist er nicht nur insofern, als ein Leben dabei in Gefahr gerät. Fast ebenso schlimm ist die Enttäuschung des Vertrauens, das der Leidende der Wissenschaft entgegenbringt.
Die Forderungen, die an den Arzt gestellt werden, werden immer über das hinausgehen, was ein einzelner Mensch zu leisten vermag. Doch kann man darum nicht aufhören, Heilkunde zu treiben. Die eigentliche Würde eines Berufes, dessen Material nicht Stein noch Holz ist, sondern der lebende Mensch, tritt nirgends so eindrucksvoll in Erscheinung wie am Sektionstisch, wenn der Pathologe mit unerbittlicher Genauigkeit dem Kliniker seine Irrtümer nachweist. Wie verehrungswürdig erscheint dem jungen Studenten der alte Meister der Heilkunst, der, von keinem Erfolg je zur Hybris verführt, nicht achtend seiner Autorität, sich dem Richterspruch der gestrengen Herrin immer wieder stellt. Wo in dieser Welt gibt es noch diesen unbestechlichen Eifer, einen Irrtum unter allen Umständen erfahren zu wollen?
Da stehen sie einander gegenüber, der alte Kliniker, der listige Fuchs der Symptome, der Meisterschütze so mancher seltenen Diagnose, der Sieger in so vielen Schlachten. Ihm gegenüber der kühle Kopf der Pathologie, der gefunden hat, was der andere so

lange suchte, der beweisen kann, daß er recht hat. Zwischen ihnen liegt der, um den es ging. Hier ist er nicht mehr der patiens, der Leidende. Er hat ausgelitten. Hier ist er nicht ein Vater, um den Weib und Kinder trauern, ein Mann, dessen Genie der Welt nichts mehr schenken wird, ein Christ, der seine Sünden nicht mehr bereuen konnte, ein Mensch, den das Schicksal gefällt hat, hier ist er eine perikarditische Pseudoleberzyrrhose. Diese von Friedel und Pick gefundene Krankheit tritt klinisch unter dem Bild einer Leberschrumpfung auf. Tatsächlich aber beruhen ihre Symptome auf umfangreichen, entzündlichen Verwachsungen des Herzbeutels, des Perikards. Der alte Meister hat die Krankheit nicht erkannt! So klar ist jetzt auf einmal alles. So vieles, was nicht in das Bild hineinpaßte, wird jetzt verständlich. Man hätte daran denken sollen! Man hätte den Mann noch einige Jahre am Leben erhalten können. Man denke – am Leben! Am Irrtum ist er gestorben. Welch ein Elend!

Der junge Scholar, der neben seinem Meister steht, hat an die perikarditische Pseudoleberzyrrhose gedacht. Er hat es nicht zu sagen gewagt. Respekt also kann ein Fehler sein. Diese Einsicht ist sein erster Schritt auf dem langen Weg, den er durchwandern muß, um selbst ein Meister zu werden.

Der kühle Kopf der Pathologie steht allem dem gelassen gegenüber, gelassen und nobel. Er weiß, was gespielt wird. Nichts von jenem Triumph, den der Mensch so leicht empfindet und so gern genießt, wenn er einem anderen einen Irrtum nachweisen kann, wenn er es besser weiß. Er weiß es nicht besser – er weiß es. Jene, die der Meister geheilt hat, kommen ja nicht unter sein Messer. Auf der Unerbittlichkeit, mit der der Pathologe dem Kliniker seinen Irrtum nachweist, beruht die Möglichkeit der Klinik, dazuzulernen.

Schon wendet der alte Meister sich von dem stillen Toten wieder seinen Schülern zu und hält ihnen einen glänzenden Vortrag über das Elend seines Irrtums, ein luzides Kolleg über die perikarditische Pseudoleberzyrrhose, Morbus Friedel-Pickii. Zu ihm werden andere kommen, denen geholfen werden muß, Väter, deren alte Tage von Kindern und Enkeln geehrt werden sollen, Männer deren Genie der Welt noch etwas zu sagen hat, Gläubige, die das Ziel ihrer Frömmigkeit noch erreichen sollen, Menschen, denen das Schicksal bestimmt hat, am Leben zu bleiben.

Der Fall von perikarditischer Pseudoleberzyrrhose, dessen Diagnose von so schrecklicher Sicherheit ist, wird dem Wohl jener dienen, denen das Schicksal gnädig gestattet, noch leiden zu dürfen, nicht nur an ihren Krankheiten, sondern auch an den Irrtümern, welche über dieselben möglich sind.

Das, was Solon von Athen über des Menschen Glück gesagt hat, trifft auch für die Diagnose zu, welche diesem Glück ein Ziel setzt. Wie niemand vor seinem Tode glücklich zu preisen ist, ist niemandes Diagnose vor seinem Tode sicher zu nennen. Aus dem Irrtum, welcher begraben wird, wächst der Baum der Erkenntnis, von dem die Früchte des Erfolges geerntet werden – Glanz und Elend der Diagnose.

Die Idee des Krankheitsbildes

Die mächtige Poesie des Lebens hat die Diagnose unter einen großen Aspekt gestellt. Was ist eine Diagnose?
Das Lexikon sagt: »Diagnose, vom griechischen διαγνῶσις, hindurchkennen – das Erkennen und Benennen einer Krankheit.«
Merkwürdigerweise ist von diesen beiden Aktionen, dem Erkennen und dem Benennen, die zweite ebenso wichtig wie die erste.
Krankheiten haben Namen. Einmal müssen sie diese Namen bekommen haben. Woher haben die Krankheiten ihre Namen?
Die Lepra, der Aussatz, ist so alt wie die Kultur. Sie gehört zu den sieben Leiden der Menschheit, und Hiobs Klage bewegt noch heute unser Herz. Als Robert Koch den Leprabazillus entdeckte, bestätigte er eine Diagnose, die schon die Propheten stellen konnten. Über die Diagnose Lepra sind Hiob und Robert Koch der gleichen Meinung gewesen.
Wie alt die Malaria ist, weiß man nicht. Man darf vermuten, daß sie ebenso alt wie die Lepra und die Kultur ist.
Die Symptome der Malaria sind so charakteristisch, daß es schon um 1500 möglich gewesen ist festzustellen, daß das Fieber, gegen das die Indios Chinarinde als Heilmittel verwendeten, die gleiche Krankheit war, an der die Königin von Spanien litt. So wurde Isabella von Kastilien, deren Malaria mit dem von Columbus aus der Neuen Welt mitgebrachten Stückchen Chinarinde geheilt wurde, der erste europäische Fall einer spezifisch behandelten Infektionskrankheit. Ein königlicher Fall!
Wenn die moderne Medizin bei der Lepra mit Hiob in der Diagnose übereinstimmt, stimmt sie hinsichtlich der Malaria mit Columbus nur in der Therapie überein. Sicher haben die Gelehrten um 1500 einen gewissen Begriff davon gehabt, daß es sich bei dem Fieber, welches zufolge eines unerforschlichen Ratschlusses Got-

tes die heidnischen Indios ebenso heimsuchte wie die Katholische Majestät, um eine Krankheit eigener Art handle. Das Krankheitsbild, das wir heute mit dem Namen Malaria benennen, ist eine Schöpfung unserer Zeit. Die Lepra scheint mit ihrem Namen auf die Welt gekommen zu sein. Dafür mußte sie auf ein Heilmittel warten, bis die Bayerwerke in Leverkusen sich des Falles Hiob annahmen. Die spanische Königin konnte durch eine auf die Ursache spezifisch abgestimmte Droge geheilt werden dreihundertundfünfzig Jahre, bevor Laveran diese Ursache entdeckte.
Das hat seine Gründe.
Die Symptome der Lepra sind einzigartig. Sie sind fest umrissen und von vernichtender Großartigkeit. Sie kommen so bei keiner anderen Krankheit vor. Die Entdeckung des Erregers und sein Nachweis bei den verschiedenen Formen der Lepra konnte nichts klinisch Neues erbringen. Das ist ein Zufall, aber der Grund dafür, daß die feinsten diagnostischen Methoden zu nicht mehr führten, als die Ergebnisse der einfachen Beobachtung zu bestätigen. Das Bild dieser Krankheit und ihr Name liegen fest, seit es sie gibt.
Das entscheidende Symptom der Malaria ist Fieber, das in bestimmten, wohl charakterisierten Abständen auftritt. Aber Fieber kommt bei vielen Krankheiten vor, und bei nicht wenigen, von Malaria ganz verschiedenen Krankheiten kann der Ablauf des Fiebers dem Verlauf des Malariafiebers sehr ähnlich sein. Hier zu unterscheiden, was zum Bild der Malaria gehört und was nicht, war nicht eher möglich, als bis die Ursache der Krankheit erkannt war. 1880 entdeckte Laveran das Plasmodium malariae. Er wies nicht nur den Erreger im menschlichen Blut nach, er klärte auch den äußerst verwickelten Daseinsverlauf dieses Erregers auf, der einen Teil seiner Biographie im Menschen, einen anderen Teil in der Anophelesmücke verbringt. Es war eine großartige, überraschende und dramatische Entdeckung. Sie hatte außerordentliche Folgen Sie hat ganze Völker von einer schrecklichen Drohung befreit. Sie hat Myriaden von armseligen Kindern zu einem menschenwürdigen Dasein verholfen. Die Gebiete, die Alexander der Große seinem Ruhm eroberte, sind lächerliche Provinzen gegenüber den weiten Ländern, welche als Folge der Entdeckung eines stillen Gelehrten für die menschliche Rasse bewohnbar gemacht werden konnten. Die wenigsten von denen, die Charles Louis Alphonse Laveran das Dasein und das Glück ihrer Gesundheit verdanken, haben den Namen dieses Mannes jemals gehört. Eine kleine Marmortafel im Königlichen Institut für Tropenmedizin in London gibt Kunde von seiner wissenschaftlichen Tat.

Zu den seit alters wohlbekannten Symptomen der Lepra wurde der Erreger entdeckt. Sein Vorhandensein als Ursache jedes einzelnen dieser wohlbekannten Symptome bewies, daß die Lepra eine Krankheit im Sinn der modernen Naturwissenschaft sei. Bei der Malaria ermöglichte erst die Entdeckung des Erregers festzustellen, ob ein Symptom von diesem Erreger verursacht sei und also zur Krankheit dazugehöre, oder ob es eine ganz andere Ursache habe. Dadurch erst konnte das Bild der Malaria nach allen Seiten abgegrenzt werden. Heute sind Lepra und Malaria, klinisch gesehen, in gleicher Weise wohl definiert.

Das Myxödem ist eine Krankheit, die infolge von Bilanzstörungen im Hormonhaushalt des Körpers zu eigenartigen und sehr charakteristischen Veränderungen des körperlichen und seelischen Wachstums führt. Daß es so etwas wie Hormone überhaupt gibt, wissen wir erst seit etwa fünfzig Jahren. So ist das Krankheitsbild des Myxödems allerjüngsten Datums. Und doch haben wir einen unwiderleglichen Beweis dafür, daß es schon vor dreihundert Jahren einen genialen Mann gegeben hat, der die Idee dieses Krankheitsbildes gehabt und es mit bewundernswerter klinischer Genauigkeit beschrieben hat. Freilich beschrieb er nicht mit der Feder, sondern mit dem Pinsel. Der unwiderlegliche Beweis hängt im Prado in Madrid. Die Zwergin Maria Barbola, die Velázquez in den Vordergrund seines berühmten Bildes »Las Meninas« gemalt hat, ist ein klassischer Fall von Myxödem. Kaum vermag der Betrachter seinen ruchlosen Finger davon zurückzuhalten, einmal der Zwergin über das Gesicht zu streichen. Sogar die eigentümliche Trockenheit und Pelzigkeit der myxödematösen Haut hat der klinische Pinsel des Velázquez mit wundervoller Sorgfalt wiedergegeben. Der Leser möge, wenn er einmal nach Madrid kommt, nicht verfehlen, in den Prado zu gehen.

Offenbar hat der Maler durchaus ein Gefühl dafür gehabt, daß zwischen all den Abweichungen von der Norm, die er bei seiner Zwergin so genau aufmalte, ein notwendiger Zusammenhang bestand. Dieses Gefühl für die Zusammengehörigkeit ganz verschiedenartiger Symptome ist ein wissenschaftlicher Instinkt. So und nicht anders werden Krankheitsbilder »entdeckt«. Wir können also sehr wohl dem Velázquez die Ehre zubilligen, das Krankheitsbild des Myxödems entdeckt zu haben. Aber er hat es nicht benannt. Sein Genie zwar vollbrachte eine intuitive Leistung, zu der die Naturwissenschaft seiner Zeit noch nicht fähig war. Da er aber seine Entdeckung nicht benannte, konnte sie nicht einmal zu einer Aufforderung an die Forschung werden, den Symptomenkomplex der Zwergin der Frage zu unterwerfen, ob er als Krankheitsbild sich definieren lasse. Die Idee war da. Der Name nicht. Habent nomina aliquid numinosi.

Im Anfang des 16. Jahrhunderts tauchte in Europa eine neue Seuche, die Lues, auf. Ihres Ansteckungsmodus wegen wurde sie die Lustseuche genannt. Einige sind der Meinung, daß sie von den Matrosen des Columbus aus Westindien eingeschleppt worden sei. Andere glauben, schon an den Mumien Ägyptens luetische Veränderungen nachweisen zu können. Obgleich die Ärzte ziemlich frühzeitig im Quecksilber ein verhältnismäßig wirksames Heilmittel entdeckten, verbreitete sich die Lues über die ganze bekannte Welt. In ihren jungen Tagen nahm die Seuche meistens einen foudroyanten Verlauf. Die Menschen starben innerhalb von Wochen oder Monaten an ihr. Die Ärzte wußten von der Ursache der Krankheit nicht viel mehr, als daß sie eben eine Seuche wäre. Schon im sprachlichen Begriff der Seuche ist die Ansteckung wohl definiert, lange bevor etwas darüber bekannt wurde, auf welche Weise die Ansteckung zustande kommt. Die Symptome der Lues waren einfach und übersichtlich. So hat sicherlich das Krankheitsbild, das die Ärzte sich von der Lues in den ersten Jahrzehnten ihres Auftretens gemacht haben, den Sachverhalt ziemlich richtig umfaßt und damit durchaus den Anforderungen entsprochen, die die Wissenschaft an ein Krankheitsbild stellen muß. Doch blieb es dabei nicht. Die Seuche begann, ihren Charakter zu verändern.

Daß Seuchen einen Charakter haben, ist eigentümlich genug, zumal die Sprache diesem Charakter unbekümmert moralische Eigenschaften zuteilt und von der Tücke, der Bösartigkeit, der Hartnäckigkeit einer Seuche spricht. Die Weisheit der Sprache nimmt damit eine Erkenntnis voraus, welche zu untersuchen erst neuerdings einige philosophische Köpfe der Biologie gewagt haben. Eine Seuche ist mehr als die Summe ihrer Fälle. Seuchen sind biologische Wesenheiten, die eigenen Gesetzen unterstehen. Eine Seuche befällt die Menschheit. Man bekämpft sie. Seuchen sind imstande, gegen wirksame Heilmittel wirksame Abwehrmaßnahmen in Gang zu setzen. Diese Abwehrmaßnahmen machen geradezu den Eindruck, als ob die Seuche um ihr Leben kämpfe. Man kann die Biographie einer Seuche schreiben. Den Raum zu bestimmen, in welchem etwa die Pest von 1328 oder die Grippe von 1921 sich abgespielt haben, diesen sowohl historischen wie biologischen Raum, ist eine Aufgabe sowohl der Geistesgeschichte wie der Naturwissenschaft und jedenfalls eine Aufgabe, welche ihrer Lösung noch harrt.

Die Lues begann nach den wilden Tagen ihrer Jugend milder zu werden. Sie entwickelte neben einem ersten und einem zweiten Stadium Spätformen, die erst nach vielen Jahren in Erscheinung treten. Diese Spätformen befallen alle Organe des Körpers in einer nahezu unbegrenzten Vielfältigkeit. Schließlich entwickelte die Seuche in ihren alten Tagen, in denen wir leben, Nachkrankheiten, die teilweise unter den Erscheinungsformen von Geisteskrankheiten verlaufen.
Es gibt fast kein klinisches Symptom, einschließlich des Ruhmes, das nicht gelegentlich auch von der Lues hervorgerufen werden kann. So taucht bei jeder ungeklärten Diagnose als letzter Hoffnungsschimmer des verzweifelten Klinikers immer wieder die ehrwürdige, alte Frage auf: »Haben Sie schon an eine Lues gedacht?« Hier also besaß man ein wissenschaftlich zulängliches Krankheitsbild, aber die Krankheit wuchs über ihr eigenes Bild hinaus. Erst nachdem Schaudinn 1905 den Erreger der Lues, die Spirochaete pallida, diese blasse Teufelsspirale der Schöpfung, entdeckt hatte, konnte man sich daranmachen, den Veränderungen nachzuspüren, denen die Lues im Lauf der Jahrhunderte ausgesetzt gewesen war. In mühsamer Kleinarbeit wurde das Mosaik des neuen Krankheitsbildes zusammengesetzt.
So wie die Lues fast alle Symptome hervorzurufen vermag, so vermag die Hysterie fast alle Symptome vorzutäuschen. Die Schaffung des Krankheitsbildes der Hysterie ist die Leistung eines einzigen Mannes, des französischen Psychiaters Charcot. In der richtigen Erkenntnis, welch dominierende Rolle im Krankheitsbild der Hysterie die Sexualsphäre spiele, benannte Charcot seine Krankheit nach dem Hysteron, welches das griechische Wort für Uterus ist. Seine Leistung hatte keine besondere wissenschaftliche Voraussetzung. Es gab keine besondere Entdeckung, die erst hätte gemacht werden müssen, damit Charcot auf ihr hätte aufbauen können. Es bedurfte tiefer Menschenkenntnis, eines Instinktes für die verborgenen Möglichkeiten der menschlichen Seele und einer durch wissenschaftliche Strenge gebändigten künstlerischen Phantasie. Das Genie Charcots bestand darin, daß er so selten beieinander zu treffende Eigenschaften in sich vereinte. Im Grunde hätte seine in der Mitte des 19. Jahrhunderts vollbrachte Leistung schon Jahrhunderte früher vollbracht werden können. Geistesgeschichtlich freilich liegt sie an der richtigen Stelle. Erst nachdem man aufgehört hatte, Hexen zu verbrennen, konnte man anfangen, sie zu behandeln. Die Voraussetzung für die Arbeit Charcots war nicht das Mikroskop, sondern Voltaire.

Die Formen, unter denen die Hysterie in Erscheinung tritt, sind so mannigfaltig, daß es leicht wäre, zwanzig Fälle zusammenzustellen, von denen jeder naive Beobachter ohne weiteres annehmen würde, daß es zwanzig verschiedene Krankheiten seien. Die Symptome sind hier überhaupt nichts wert. Was Charcot entdeckte, war ein bestimmter weiblicher Konstitutionstyp, der dazu neigt, krank sein zu wollen. Dieser Krankheitssucht sind in extremen Fällen alle Mittel recht, zu Symptomen zu kommen. Dabei gehört es zum Wesen der Hysterie, daß in die hysterische Seele Sicherungen eingebaut sind, die vor der Einsicht in die eigene Krankheitssucht mehr oder weniger schützen.

Die eigentümliche Verlogenheit der Hysterikerin ist häufig nur eine scheinbare. Sie liegt an der Grenze zwischen Bewußtheit und Unbewußtheit. Die Sicherungen gegen die eigene Einsicht wirken um so zuverlässiger, je geringer die Intelligenz der Patientin ist. Je mehr Substanz da ist, um zo pittoresker werden die Produktionen, und eine kluge Hysterika mit Krankheitseinsicht ist einfach eine charmante Frau.

Da die Hysterikerin die Symptome selbst produziert, wurde die Zahl der Symptome der Hysterie um so größer, je länger Charcot sich mit seiner neuen Krankheit befaßte. Wir wissen heute, daß er, in seinen berühmten Vorlesungen an der Sorbonne, Fälle vorgeführt hat, deren Symptome der große Mann durch die Suggestion, die er auf seine hysterischen Patientinnen ausübte, selbst erzeugt hatte. Die ins Uferlose wachsende Symptomatologie der Hysterie fiel schließlich in sich selbst zusammen. Charcot durchstieß diesen ganzen Wust und unternahm es, das neue Krankheitsbild der Hysterie von der seelischen Konstitution und ihren körperlichen Entsprechungen her abzugrenzen. Es war ein vollkommen neues Unterfangen. Dafür steht sein Ruhm nicht hinter dem Flauberts zurück, der in Madame Bovary für die Literatur dasselbe leistete, was Charcot für die Klinik geleistet hatte.

Nachdem es das Krankheitsbild der Hysterie einmal gab, entdeckten die Psychiater sehr bald auch die männliche Hysterie. Sie ist sogar unter Helden besonders häufig. Freilich haben die Männer, außer einigen kümmerlichen Renten, aus dieser Sache nicht das herauszuholen vermocht, was die Frauen aus ihr herausholen. Ein Hysteriker, selbst einer mit Krankheitseinsicht, ist ein um so größeres Ekel, je intelligenter er ist.

Wie amüsiert dagegen wird der alte Charcot gewesen sein, als er in seinem Himmel erfuhr, daß die mühevolle Arbeit, die die Welt ihm mit dem Ehrendoktor von Kiew, Würzburg und Boulogne gelohnt hatte, schon wieder vom Winde verweht ist und die ganze Menschheit mit fröhlicher Stupidität einer gemütsarmen, asozialen, frigiden Hysterika von mäßiger Intelligenz und fragwürdigem Charakter aufgesessen ist, nur weil sie sich mit ihren grünen Augen, ihren schwarzen Haaren und ihrer weißen Haut so gut auf das alte, billige Geschäft verstanden hat. Vielleicht wird der ehrwürdige Meister des Hysteron den Velázquez bitten, ihm Scarlet O'Haras Portrait zu malen, zumal dies wohl die einzige Möglichkeit ist, wie die schöne Schlange in den Himmel kommen könnte, in dem Madame Bovary so lange schon sich wohl fühlt.

Kehren wir aus der illustren Gesellschaft Hiobs, des Velázquez, Charcots, der Madame Bovary und all jener berühmten Männer, deren Lues auf die Geschichte der Menschheit einen so bedeutsamen Einfluß gehabt hat, zurück in das Sprechzimmer des Arztes unserer Tage.

»Der Nächste bitte!«

Liebe deinen Nächsten! Ein Arzt kann sich seine Patienten nicht aussuchen, oder jedenfalls hätte ein Arzt, der glaubt, seine Patienten sich aussuchen zu können, wenn nicht seinen Beruf, so doch seine Berufung verfehlt. Der Nächste will nur ein Rezept haben für »etwas Öl zum Einreiben«. Wenn der Arzt, voller Ironie und Güte, daraufhin Oleum Olivarum purissimum aufschreibt, weiß er, daß des Nächsten Weib mit dieser wundervollen Medizin wahrscheinlich am Abend den Kartoffelsalat anrühren wird. Der Würde der Wissenschaft tut das keinen Abbruch.

»Der Nächste bitte!«

Der Nächste bringt einen hübschen Haufen von Symptomen mit und dazu gleich noch seine eigene Diagnose.

Es wäre sicher nicht langweilig, die »Diagnostik des Nächsten« einmal zusammenzustellen. Man würde dabei erfahren, was von der Weisheit der alten Ärzte im Volk sich erhalten hat. Man würde weiter dabei erfahren, was das Volk vom Wissen der modernen Medizin tatsächlich übernommen hat. Wahrscheinlich dreht sich auch hier die Sonne noch immer um die Erde. Die Diagnose freilich, die der Nächste mitbringt, wenn er durch die magische Pforte das Sprechzimmer betritt, hat nichts mit der zu tun, welche er mit von dannen nehmen wird. Jeder Nächste, der nach dem Olivenöl für den Kartoffelsalat das Sprechzimmer betritt, kann der Anlaß dafür sein, die ganze große Dramaturgie der Diagnostik in Gang zu setzen.

Zwischen den Symptomen und ihrer Ursache klafft jener Abgrund, den zu überbrücken die Aufgabe der Diagnose ist. Aus Symptomen unmittelbar auf Krankheiten zu schließen, ist, wie an den Beispielen der Lues und der Hysterie gezeigt wurde, nicht möglich. Wenn man von einem Symptom unmittelbar auf eine Krankheit schließen könnte, wäre die Medizin sehr einfach. Dann könnte man sie mit einem kleinen Taschenlexikon erledigen. Es soll nicht geleugnet werden, daß das eine weitverbreitete Form ist, Heilkunde zu betreiben. Aber tatsächlich gibt es kaum ein Symptom, welches nicht bei einer großen Zahl verschiedener Krankheiten vorkäme, und wiederum gibt es kaum eine Krankheit, bei welcher die gleichen Symptome regelmäßig in der gleichen Zusammenstellung wiederkehrten.

Der Pfeiler, der die Brücke der Diagnose trägt, welche die Symptome und ihre Ursache miteinander verbindet, ist die Idee des Krankheitsbildes. Allein über diese Brücke führt der Weg aus dem drohenden Dunkel des Leidens in das weite, helle Land der Therapie. Wir können nicht genau bestimmen, wie alt die Idee des Krankheitsbildes ist. Die Notwendigkeit der Schaffung eines Ordnungsprinzips der Symptome haben die Ärzte seit je empfunden. Instinktiv gehen ihre Bemühungen von alters her in dieser Richtung. Viele Wege sind versucht worden und werden noch heute versucht. Der Weg, welchen die naturwissenschaftliche Forschung gegangen ist, ist sicher nicht der einzige Weg, der hätte gegangen werden können, aber sicherlich ist es ein Weg, der zu überwältigenden Erfolgen geführt hat.

Es ist schwer zu sagen, wann die Idee des Krankheitsbildes zum leitenden Prinzip der klinischen Forschung wurde. Die Idee des Krankheitsbildes hat schon den Ärzten in Hellas vorgeschwebt. Nur war ein systematischer Fortschritt in dieser Richtung ihnen ebenso durch das verbaut, was sie zu wissen glaubten, wie durch das, was sie nicht wissen konnten.

Die Idee des Krankheitsbildes konnte erst in dem Augenblick in den Vordergrund treten, als das wachsende naturwissenschaftliche Wissen es möglich erscheinen ließ, mit Hilfe der Idee des Krankheitsbildes, als dem ordnenden Prinzip der Mannigfaltigkeit der Symptome, ein vollständiges System der Medizin aufzubauen. Es war die Cellularpathologie Rudolf Virchows, auf der zum ersten Male ein vollständiges System von Krankheitsbildern errichtet wurde.

Seinem Wesen nach ist ein Krankheitsbild etwas sehr Einfaches. Ein Krankheitsbild ist die zusammenfassende Beschreibung aller aus der Erfahrung bekannten Kombinationen von Symptomen, welche auf eine Ursache zurückgeführt werden können.

Im Krankheitsbild der Lepra werden zusammenfassend alle Veränderungen des Körpers und der Seele beschrieben, welche mittelbar oder unmittelbar auf die Wirkungen des Leprabazillus zurückgeführt werden können. Das gleiche gilt bei der Malaria für das Plasmodium malariae, bei der Lues für die Spirochaete pallida. Das Krankheitsbild des Myxödems beschreibt alle Veränderungen, deren Ursache eine zu geringe Produktion an Schilddrüsenhormon ist, mit allen aus dieser Unterproduktion folgenden Störungen der übrigen Hormonhaushaltes und deren Folgen. Das Krankheitsbild der Hysterie beschreibt alle Symptomzusammenstellungen, welche eine bestimmte krankhafte Störung in der Grundkonstitution der Seele zur Ursache haben.

Diese Ursachen machen das eigentliche Wesen der Krankheit des einzelnen Falles aus. Von den Symptomen zu ihren Ursachen vorzudringen, das ist des Arztes Aufgabe. Selten freilich werden die Symptome, die der Patient dem Arzt mitbringt, ausreichen, diese Aufgabe zu lösen. Neben den subjektiven Symptomen, die der Patient selbst an sich entdeckt, kennt die Klinik eine Fülle von objektiven Symptomen, die nur mit den Mitteln der Chemie, der Physik, der Bakteriologie, der Röntgenstrahlen festgestellt werden können.

Zwar liegt das Wesen einer Diagnose darin, einen bestimmten Fall auf Grund seiner Symptome einem ganz bestimmten Krankheitsbild zuzuordnen, aber die Symptome muß der Arzt sich zum größeren Teil erst suchen. Es ist die Jagd nach einer Beute, die er noch nicht kennt. Darin liegt der eigentümliche Reiz des diagnostischen Vorgehens. Eines nach dem anderen, fügt der Arzt Symptom zu Symptom. Mit diesem Bündel tastest er, wie mit einer Wünschelrute, das System der Krankheitsbilder ab. Mit jedem neuen Symptom, das zu dem Bündel hinzukommt, wird die Zahl der in Frage kommenden Krankheitsbilder kleiner, bis die Wünschelrute einen Ausschlag gibt. Von diesem Augenblick an ändert sich das Vorgehen. Von nun an sucht der Arzt nach den Symptomen, die noch vorhanden sein müssen, wenn das vermutete Krankheitsbild das richtige ist. Oft tappt er lange im Dunkeln. Aber wie kostbar ist dieser Augenblick des Einrastens, in dem das Symptombündel sich klar und eindeutig einem wohldefinierten Krankheitsbild zuordnen läßt. Die Diagnose ist gefunden! Die Ursache der Krankheit ist erkannt! Der Aufbruch ins Land der Therapie, über dessen Horizont der Stern der Heilung leuchtet, kann erfolgen.

Die Idee des Krankheitsbildes schuf das geistige Instrument, das Mittel, mit dessen Hilfe diese wirre Vielfalt sich ordnen läßt. Wenn

man heute ein modernes Lehrbuch der Medizin aufschlägt, findet man die Krankheitsbilder klar, wohl definiert und übersichtlich aneinandergereiht, eine Kette glänzender geistiger Schöpfungen. Viele dieser Krankheitsbilder sind nach ihren Entdeckern benannt.
Es gibt keine noblere Art des Ruhmes.
Die Dauer dieser Art von Unsterblichkeit freilich ist unzuverlässig. Das System der Krankheitsbilder ist in einer ständigen Wandlung begriffen.
In dem Versuch, ein geschlossenes System von Krankheitsbildern aufzustellen, steckt immer noch etwas von dem alten scholastischen Bedürfnis nach Vollständigkeit.
Die Virchowsche Cellularpathologie bot zum erstenmal die Möglichkeit, ein solches System zu versuchen. So eindrucksvoll dieses System war und so umfangreich die Einsichten waren, die es der wissenschaftlichen Medizin in die Ursachen vieler Krankheiten brachte, ließ es sich doch auf die Dauer nicht halten. Solange Virchows Theorie eine wissenschaftliche Hypothese war, brachte der Versuch, die Krankheitsbilder auf die Virchowsche Cellularpathologie zurückzuführen, Fortschritte. Aber Virchows Theorie wurde zum Dogma, dem Dogma, daß jede Krankheit auf cellularpathologische Veränderungen zurückgeführt werden könne und müsse. Indem man dieses Dogma annahm, wurde das auf der pathologischen Anatomie aufgebaute System der Krankheitsbilder zu einem Begriffsschema, in das man nun auch die Krankheiten hineinzwängte, die aus der pathologischen Anatomie heraus nicht zu erklären sind.
Auf die vollständige Durchführung des Virchowschen Dogmas ist in der Medizin eine gewaltige Arbeit verwendet worden. Nicht viel geringer war die Arbeit, die dazu gehörte, das Dogma wieder zu beseitigen. Doch hat sich seit der Jahrhundertwende die Medizin allmählich von der ausschließlichen Herrschaft der Pathologie befreit und begonnen, Systeme von Krankheitsbildern aufzubauen, die andere Begriffsschemata als das der pathologischen Anatomie verwenden.
Ein einheitliches System von Krankheitsbildern gibt es seitdem nicht mehr. Es ist zwar unterdessen noch einige Male versucht worden, ein System von Krankheitsbildern unter anderem als cellularpathologischem Aspekt aufzubauen, aber diese Versuche mußten notwendig scheitern. Eine allein auf experimenteller Naturwissenschaft aufbauende Medizin ist dazu nicht imstande. Krankheit ist ihrem Wesen nach mehr als ihre biologischen Aus-

drucksformen. Diesem Problem beginnt die wissenschaftliche Medizin mehr und mehr ihre Aufmerksamkeit zuzuwenden. So wird der Streit der Schulen niemals enden.

Virchow und das 19. Jahrhundert

Rudolf Virchow wurde geboren am 13. Oktober 1821 als Sohn eines kleinen Beamten in Schievelbein in Pommern. Der Vater ging zum Standesamt, um das Ereignis zu vermelden. Der Standesbeamte verfehlte nicht, dem Vater zur Geburt des Knaben seinen Glückwunsch auszusprechen.
Am 5. September 1902 wurde der Tod Seiner Exzellenz des Wirklichen Geheimen Rates, Prof. Dr. Dr. h. c. Rudolf von Virchow von Berlin aus in alle Welt gekabelt. Der Knabe aus Schievelbein war unterdessen Ehrenbürger nicht nur von Berlin, sondern sogar von Schievelbein geworden. Der Mann, dessen Hinscheiden die Welt aufhorchen ließ, war Präsident der Deutschen Gesellschaft für Anthropologie, Ethnologie und Urgeschichte, Mitglied der Berliner Akademie der Wissenschaften, Ehrendoktor der Juristischen Fakultät von Aberdeen, Ritter des Ordens POUR LE MÉRITE, Kommandeur der Ehrenlegion, ein Fürst der Wissenschaft und einer der berühmtesten Männer seiner Zeit.
Kaum je in der Geschichte der Wissenschaft hat ein einzelner Gelehrter mit einer einfachen wissenschaftlichen Theorie einen solchen Erfolg gehabt wie Virchow mit der Begründung der pathologischen Anatomie. Der Erfolg, den die Darwinsche Abstammungslehre hatte, war zwar noch größer. Aber während in der Pathologie Generationen von Gelehrten die Gedankengänge des Meisters immer besser zu verstehen suchten, hat der Erfolg des Darwinismus darauf beruht, daß die Darwinisten ihren Meister so gründlich wie möglich mißverstanden haben.
Virchows Erfolg war so blendend, daß für ein halbes Jahrhundert alles, was es daneben an anderen wissenschaftlichen Möglichkeiten in der Medizin gab, in den Schatten versank. Die Homöopathie hat sich bis heute noch nicht von der Aschenbrödelrolle erholt, in welche sie durch den Erfolg der Virchowschen Pathologie der Zelle gedrängt worden war.
Ein solcher Erfolg ist niemals das Verdienst eines einzelnen Mannes. Erfolge solchen Umfanges pflegen einzutreten, wenn eine wissenschaftliche Idee den Bedürfnissen einer bestimmten geistesgeschichtlichen Situation entspricht.

Die Bedürfnisse einer Situation entspringen nicht ihren Vorzügen, sondern ihren Mängeln. Wenn eine wissenschaftliche Theorie eines bestimmten Faches mit dem, was speziell an ihr wissenschaftlich wahr ist, geeignet erscheint, den Mängeln einer geistesgeschichtlichen Situation abzuhelfen, bemächtigt sich das Zeitalter einer solchen Theorie und weist ihr eine Rolle zu, die über ihr Fach hinausgeht.

Das Malheur, das sich dabei ereignet, ist, daß eine wissenschaftliche Theorie für eine allgemeine Wahrheit genommen wird. Eine wissenschaftliche Theorie ist immer eine sehr eng begrenzte Wahrheit. Sie ist begrenzt durch die Grenzen ihres Faches. Die Theologie kann zwar nicht beweisen, daß es Gott gibt, der Fromme glaubt an ihn. Aber noch weniger kann die klassische Physik beweisen, daß es Gott nicht gibt. Die Physiker kommen nur, bisher, in ihrer Wissenschaft aus, ohne die Annahme von der Existenz Gottes machen zu müssen, das heißt, sie haben eine vollständige Theorie des Weltalls, mit Hilfe derer sie alle durch Experimente festgestellten Tatsachen erklären können, ohne Gott in Anspruch nehmen zu müssen. Gerade in der Physik kommt es ja immer wieder vor, daß durch Experimente neue Tatsachen gefunden werden, welche sich mit der bisherigen physikalischen Theorie vom Weltall nicht erklären lassen. Die Physiker stellen dann eine neue physikalische Theorie auf, mit welcher auch die neu gefundenen physikalischen Tatsachen sich erklären lassen.

Das 19. Jahrhundert hatte sich des physikalischen Weltbildes bemächtigt. Es hoffte, damit dem Mangel seiner geistesgeschichtlichen Situation, seiner Gottlosigkeit, abzuhelfen. Aber die Wahrheit des physikalischen Weltbildes ist nur eine naturwissenschaftliche Wahrheit und nur im Rahmen und unter den Voraussetzungen der Physik gültig.

Gerade das machte den Erfolg der Darwinschen Theorie aus, daß man in ihr eine Methode zu besitzen glaubte, auch das Lebendige nach dem einfachen physikalischen Prinzip von Ursache und Wirkung vollständig erklären zu können. So gab man sich der Illusion hin, daß man, die Schöpfung zu erklären, auf Glaubenswahrheiten verzichten könne. Während die Physiker die durchaus wissenschaftliche Feststellung trafen, daß die Physik der Annahme der Existenz Gottes nicht bedürfe, stellten die Darwinisten sich die ganz und gar unwissenschaftliche Aufgabe, zu beweisen, daß es in der Schöpfung Gott nicht gebe.

Aber Glaubenswahrheiten widersprechen gar nicht den Wahrheiten der Naturwissenschaft. Sie liegen auf einer anderen Ebene.

Allgemein beginnt die Vermutung sich durchzusetzen, daß es eine höhere Ebene sei.
Die Voraussetzungen der Naturwissenschaft zu ignorieren und eine engbegrenzte naturwissenschaftliche Wahrheit für eine allgemeine Wahrheit zu nehmen, führt zu einer höchst oberflächlichen Täuschung. Es ist der gewöhnliche Irrtum des Laien. Freilich, die Phalanx der Laien wird meist von Fachleuten angeführt. Gerade insofern einer Fachmann ist, ist seine Autorität an den Grenzen seiner Wissenschaft zu Ende. Jede Naturwissenschaft hat eine Anzahl von Voraussetzungen, welche nicht bewiesen, sondern angenommen sind. Wenn etwas über die geistesgeschichtliche Bedeutung einer Naturwissenschaft ausgesagt werden soll, so sind es diese unbewiesenen Voraussetzungen, die zur Debatte stehen. Gerade die Leute vom Fach neigen am ehesten dazu, die unbewiesenen Voraussetzungen einer Naturwissenschaft, mit der sie ihr Leben verbringen, zu vergessen, und das für bare Münze zu nehmen, was nur prolongierte Wechsel auf die Neugier des Menschen sind.
So betrachtet der Fachmann mit Mißtrauen den Philosophen, der das Haus unterminiert, in welchem er doch so behaglich wohnt. Fröhlich aus dem Fenster dozierend lädt er die Leute ein, das behagliche Haus zu betreten. Der gläubige Laie folgt seiner Neugier gewöhnlich erst, wenn schon der Wurm im Gebälk sitzt und ein Wirbelwind naht, der den fröhlichen Fachmann und den gläubigen Laien unter Trümmern begraben wird.
Immer wieder geschieht es, daß irgendein Zweig der Naturwissenschaft plötzlich ins allgemeine Bewußtsein rückt und jedermann sich seine Resultate zu eigen macht. So ging es mit dem Materialismus, so ging es mit der Abstammungslehre, so ging es mit der Psychoanalyse. So ging es mit der Physik. Sie kommen in Mode. Jedesmal gibt es dasselbe Malheur.
Die Ursache dieses Malheurs ist einfach genug. Sie liegt im Wesen der naturwissenschaftlichen Erkenntnis. Wenn, zum Beispiel, die Psychiatrie behauptet, das Gehirn sei der Sitz des Bewußtseins, ist diese Behauptung keine endgültige Tatsache. Sie ist eine Annahme, die so lange gilt, als alle bekannten Erscheinungen sich durch diese Annahme erklären lassen. Eines Tages findet ein Gelehrter eine Tatsache, die sich mit dieser Annahme auf keine Weise mehr erklären läßt. Es entsteht ein Widerspruch. Dieser Widerspruch muß gelöst werden. Wenn alle Versuche, die neue Tatsache mit der alten Annahme in Übereinstimmung zu bringen, scheitern, bleibt nichts anderes übrig, als die Annahme zu ändern. Das ist

jedesmal eine schwierige wissenschaftliche Aufgabe. Sowie die neue Annahme, welche die neue Tatsache mit erklärt, aufgestellt wird, erhebt sich der wissenschaftliche Streit. Die neue Annahme wird von allen Seiten geprüft, ob sie der Forderung, alle bekannten Tatsachen zu erklären, auch wirklich entspricht. Zuweilen dauert es Jahre, bis die neue Annahme gesichert erscheint. Zuweilen einigt man sich nie. Aber niemals nimmt das wissenschaftliche Bewußtsein irgendeinen wissenschaftlichen Satz als endgültig an.

Das gerade ist der Fehler, den das allgemeine Bewußtsein immer wieder mit rührender Stupidität begeht. Es greift einen seinen geisteswissenschaftlichen Bedürfnissen entsprechenden Satz heraus und verkündet ihn als endgültige allgemeine Wahrheit. Die Wissenschaft hat ihn ja bewiesen!

Als wissenschaftliche Tatsache mag ein Satz bewiesen sein. Als allgemeine Wahrheit kann auch er nur geglaubt werden. Aus der Tatsache, daß er glaubt, erklärt sich auch der Fanatismus, mit dem der Laie das verteidigt, was er von wissenschaftlichen Tatsachen sich angeeignet hat. So entstehen die Sekten des historischen Materialismus, des Monismus, der Psychoanalyse, der Theosophie und schließlich der Welteislehre.

Die Welteislehre wäre eine höchst amüsante wissenschaftliche Theorie, wenn sie sich darauf beschränkte, eben eine Theorie zu sein. Ihre Annahmen sind durchaus nicht verrückter als die Annahmen der theoretischen Physik. Die Annahmen der Welteislehre als Glaubensthesen zu verkünden, das freilich ist wirklich verrückt. Aber die Annahmen der theoretischen Physik als allgemein gültige Wahrheiten zu verkünden, ist auch verrückt. Ein berühmter Physiker hat einmal, als, nach einem Vortrag über das Weltbild der theoretischen Physik, ein ernster Jüngling ihn befragte, wo denn nun Gott in diesem Weltbild untergebracht werden könne, die Antwort gegeben:

»Ja, ob das Ganze sich nun in einer Zigarrenkiste befindet, die der liebe Gott unter dem Arm hat, das weiß ich auch nicht. Da müssen Sie die Theologen fragen.« Der große Gelehrte hatte jedenfalls Sinn für Hierarchien.

Die von Virchow begründete pathologische Anatomie hat als wissenschaftliche Grundlage eine These, welche ebenso einfach wie genial ist und welche heute, nach hundert Jahren, noch ebenso bewundert werden muß, wie sie von den Zeitgenossen bewundert worden ist. Virchow stellte die Hypothese auf, daß jeder krankhaften Störung im lebenden Organismus eine von der Norm abweichende Veränderung von Zellen entspräche. Implicite heißt das, daß jede Krankheit an einen Ort im Körper gebunden sei, eben an die Zellen oder Zellsysteme, welche verändert seien. Die Veränderungen sind morphologischer Natur, also Veränderungen in der Form und im Aussehen der Zelle. Ihr Nachweis erfolgt durch das Auge, durch die Hand oder durch das Mikroskop. Das Auge stellt sichtbare Veränderungen der Organe, ihrer Form und ihrer Farbe fest. Die Hand prüft die Art der Konsistenz eines Gewebes, das heißt die Art seiner materiellen Beschaffenheit, ob es weich, hart, fest, schwammig, teigig ist. Das Mikroskop stellt die Veränderungen der Zelle fest. Dabei gibt es Veränderungen der Zelle, welche man unmittelbar durch das Mikroskop sehen kann. Andere Veränderungen der Zelle können erst dadurch sichtbar gemacht werden, daß man sie gewissen Färbeverfahren unterwirft und dann die Unterschiede in der Färbung gesunder und kranker Gewebe feststellt. Diese Untersuchungen können im allgemeinen erst an der Leiche und ihren Teilen vorgenommen werden.

Als Virchow sich daranmachte, seine Theorie anzuwenden, gab es einen Erdrutsch. Die Brauchbarkeit der Annahme, daß die Krankheit einen Ort im Körper habe, wurde durch seine experimentellen Untersuchungen auf eine geradezu überwältigende Art und Weise bewiesen. Eine bestürzende Fülle von Erkenntnissen und Einsichten über Art und Wesen der Krankheiten brach über ihn herein.

Über die Grenzen der Gültigkeit einer Annahme, die auf so vielfache Weise immer wieder als richtig sich erwies, hat Virchow sehr frühzeitig schon sich Gedanken gemacht, welche ebenso überraschend sind, wie sie beweisend für das Genie des Mannes sind. Warum er diesen Gedanken im weiteren Verlauf der Entwicklung nicht nachgegangen ist, ist eine für die Geistesgeschichte des 19. Jahrhunderts höchst wichtige Tatsache, auf welche noch eingegangen werden wird.

Gesichert erscheinende wissenschaftliche Erkenntnisse konnten zu Dutzenden in die Rumpelkammer geworfen werden. Die Leichen seiner wissenschaftlichen Gegner mußten schockweise beiseite geräumt werden. Mit unermüdlichem Fleiß trieb Virchow seine Arbeit vorwärts. Eine Elite von Forschern unterstützte ihn. Für eine Krankheit nach der anderen konnte man die entsprechenden pathologisch-anatomischen Veränderungen an der Leiche nachweisen. Es ergab sich die großartige Möglichkeit, an der Leiche festzustellen, ob die Diagnose am Lebenden richtig gewesen war. Der erzieherische Nutzen für die Klinik war außerordentlich.

Wenn man heute die Geschichte der pathologischen Anatomie an sich vorüberziehen läßt, muß man sagen, sie hat ein großes Werk

getan. In der Tat scheint es, als ob es Krankheiten gibt, welche an einen Ort im Körper gebunden sind. Ihre Zahl ist nicht klein. Viele Vorstellungen, welche die Ärzte früher gehabt hatten, konnten als phantastisch abgetan werden. Viele Zusammenhänge, von denen man vorher nichts geahnt hatte, wurden aufgedeckt. Die Klinik zögerte nicht, die neuen Erkenntnisse in ihre Krankheitsbilder einzubauen. Sie hatte dazu um so mehr Grund, als diese pathologisch-anatomisch definierten Krankheitsbilder sich der Heilbehandlung höchst zugänglich zeigten. Die Erfolge am Krankenbett wuchsen. Das war insbesondere bei der Chirurgie der Fall. Die moderne Chirurgie ist ohne die Virchowsche pathologische Anatomie nicht denkbar.
So ging die Klinik allmählich dazu über, ganze Krankheitsbilder, für welche man pathologisch-anatomische Entsprechungen nicht finden konnte, einfach aufzulösen. Dafür wurden neue Krankheitsbilder geschaffen, die sich durch pathologisch-anatomische Entsprechungen wohl definieren ließen. Man kann das besonders schön an der Entwicklung der Krankheitsbilder der Erkrankungen der Niere verfolgen.
Dies ist ein sehr bedeutungsvoller Augenblick in der Geschichte des 19. Jahrhunderts. Hier liegt sozusagen der pathologisch-anatomische Hund begraben. Er soll sogleich ans Licht befördert und seziert werden.
Es waren die Erfolge, welche die Medizin dazu verführten, schließlich allein auf die Karte der pathologischen Anatomie zu setzen und damit einen Irrtum zu begehen, der sich als folgenschwer erweisen sollte. Es war der alte Laienirrtum, eine wissenschaftliche Hypothese zu einer Glaubensthese zu machen, welchem diesmal eine ganze Wissenschaft verfiel. Ein Krankheitsbild, für welches man keine anatomisch-pathologischen Entsprechungen finden konnte, stellte die Medizin der Ära Virchow vor ein Problem, das sie, von ihren Erfolgen geblendet, gar nicht mehr sehen konnte. Die ursprüngliche Annahme Virchows, daß jeder Krankheit eine Veränderung von Zellen oder Zellsystemen entspreche und damit jede Krankheit an einen Ort im Körper gebunden sei, war ja eben nur eine Annahme. Für so viele Krankheiten das zutreffen mochte, war es doch nicht endgültig bewiesen, solange es Krankheiten gab, bei denen das nicht zutraf. Die Klinik, auf dem Triumphwagen der pathologischen Anatomie davonbrausend, vergaß, daß die Hypothese eine Hypothese war. Sie erhob Virchows Hypothese zu einer Art von Glaubenssatz. Sie machte die wissenschaftliche Annahme zu einer allgemeinen Wahrheit. Sie löste die unbequemen

Krankheitsbilder auf und, soweit das durchaus nicht zu machen war, etwa bei den seelischen Erkrankungen, ignorierte man sie oder tröstete sich damit, daß man ihre pathologisch-anatomischen Entsprechungen schon noch finden werde. Gewiß waren unter den aufgelösten Krankheitsbildern viele, die sich nicht halten ließen. Aber das klinische Wissen der alten Ärzte vom Menschen als lebendigem Wesen ging weit über das hinaus, was der an der Leiche sich orientierenden Medizin zugänglich ist.
Diesmal waren es wirklich nur die Fachleute, welche die Fahne des Irrtums hißten. Soll man sich wundern, daß schließlich die Masse der Laien dieser Fahne folgte! Es waren die geistesgeschichtlichen Mängel der Situation des 19. Jahrhunderts, denen nicht nur der Erfolg, sondern auch der Irrtum der pathologischen Anatomie aufs genaueste entsprachen.
Mag der junge Virchow noch ein getreuer Jünger der gestrengen Herrin gewesen sein, der seine Ausgangshypothese für nicht mehr hielt, als was sie war, eine Annahme nämlich, der alte Virchow hat sie für eine allgemeine Wahrheit gehalten.

Virchows Irrtum ist kein individueller Irrtum. Er ist ein Irrtum des 19. Jahrhunderts. Richtig kann er nur auf dem Hintergrunde dieses Jahrhunderts des Fortschritts und der Zivilisation beurteilt werden, dieses Jahrhunderts, in welchem endlich die Vernunft ihre Herrschaft über die Welt anzutreten schien und die Wissenschaft sie angetreten hat.
Um 1800, als das Jahrhundert begann, dachte Goethe noch über die Wunder des Lichtes und der Farben nach.
Um 1900, als das Jahrhundert zu Ende ging, hatte das Licht seine Wellenlängen bekommen, und die Chemie zauberte die Wunder der Farben aus dem Steinkohlenteer. Unterdessen stammte der, der so stolz sich die Krawatte mit dem neuen Indigo färbte, vom Affen ab, und der Shintoschrein seines Glaubens war die Badewanne geworden.
Nun war vom Affen zur Badewanne gewiß ein Fortschritt. Aber der Mensch in der Badewanne war vom Glück weiter entfernt, als es der Mensch jemals gewesen ist, ehe die Wissenschaft die Welt eroberte. Man schuf den Komfort, aber man hatte nicht den Mut, ihn als Laster zu betreiben.
Merkwürdigerweise begnügte man sich nicht mit dem Fortschritt. Man bestand darauf, daß der Fortschritt dem Glück der Menschheit diene. Dabei war doch gerade das menschliche Glück das, was von der Zivilisation am sichersten zerstört wurde.

Alle alten Kulturen haben einen Zustand erstrebt, einen Zustand, in welchem der Mensch mit seinen vielen Lastern und seinen wenigen Tugenden die kurze Spanne seines Daseins unter erträglichen Bedingungen zu verbringen vermöchte. Die Zivilisation mit ihren Fortschritten ist kein Zustand, sondern ein Vorgang. Sie schreitet fort, und zwar fort von den alten Dingen, an denen des Menschen Seele so lange gehangen hat. Die Posaunen des Fortschritts bliesen die alten Mauern der Überlieferung um. Von dem Staub der Trümmer ließ sich leicht beweisen, daß er unhygienisch sei.

Um 1900 gab es in Europa nur die Unhappy Few, die nicht davon überzeugt waren, daß es Glück sei, in einer Karre zu sitzen, die mit wachsender Geschwindigkeit den Berg hinab einem unbekannten Ziel zurollte. Es waren nur wenige erlesene Geister, welche dem allgemeinen Optimismus widerstanden. Sie hielten nichts von den Ergebnissen des Fortschritts. Die Richtung, in der die Entwicklung ging, versetzte sie in Schrecken. Doch waren das überraschenderweise nicht die, die etwas von der Sache verstanden. Nicht die Männer der Ratio, die von Jahrzehnt zu Jahrzehnt in ein immer unheimlicher werdendes Tempo hineingerieten, waren diejenigen, die sich über die Zukunft Gedanken machten. Es waren die Diener der chthonischen Mächte, deren Instinkt von der Narkose des Erfolgs nicht eingeschläfert werden konnte.

Die Verteidiger der Zivilisation waren überzeugt, daß das Idol des Fortschritts zur Vollkommenheit führen müsse. Da sie nicht mehr fromm genug waren, die Vollkommenheit Gott zu überlassen, hätten sie mißtrauisch gegen ihre eigene Vollkommenheit sein müssen. Aber sie waren weder das eine noch das andere. Der Erfolg schien ihnen recht zu geben. Diese merkwürdige Zeit der Jahrhundertwende, in welcher das Radium entdeckt wurde, während die Königin Viktoria starb, schien zu beweisen, daß die menschliche Zivilisation einen Zustand der Vollkommenheit zu erreichen imstande sei. Nur haben die Leute nicht gemerkt, daß die chthonischen Mächte nicht mit von der Partie waren.

Während der Bürger sich noch behaglich die Hände am Komfort wärmte, jagte Dostojewski die Dämonen über Europa. Ein erster leichter Schauer rann über die allzu gebadeten Leiber. Während die Poeten noch in den Wolken der Nachromantik sich ikarischen Exerzitien hingaben, setzte Baudelaire den Spaten Pascals an und grub auf dem Grunde der Existenz eine Philosophie aus, die erst hundert Jahre später einen Namen bekommen sollte. Während die Gesellschaft sich bemühte, das, was ein Sakrament gewesen war,

zu einer Konvention des Individualismus zu machen, jagte Strindberg die Caissons, auf denen diese Konvention im Sumpfe ihrer Fragwürdigkeit ruhte, in die Luft.
Schon die Malerei des 19. Jahrhunderts begann, die sichere Realität in Impressionen aufzulösen. Die Atomisierung der Welt haben schon 1905 Picasso und die Maler der Brücke auf die Leinwand gezaubert. Vor hundert Jahren schon haben die schöpferischen Genies begonnen, die Welt so zu sehen, wie sie geworden ist. Jedoch, recht zu haben, bevor es bewiesen werden kann, ist ein Verbrechen. Wann hätte die öffentliche Meinung in Cassandra jemals etwas anderes gesehen als eine Defaitistin. Schlagt sie tot!
Die Verteidiger der Zivilisation taten sich leicht. Sie verteidigten Resultate, und zwar nur diejenigen, welche ihnen in ihre Ideologie hineinpaßten. Man lebte von der Philosophie der Festreden. Man feierte das trojanische Pferd. Man vermied sorgfältig, den Bauch des Tieres einer Untersuchung zu unterziehen.
Aber tatsächlich haben die respektablen Geheimräte des 19. Jahrhunderts, die Tempelhüter des Fortschritts in ihren gut geschnittenen Gehröcken, ganze Horden von trojanischen Pferden auf die Koppeln unseres gloriosen Jahrhunderts gejagt.
Im Bauch des Hygienerosses fand sich der Bakterienkrieg. Um einen Kranken von der Pest zu heilen, wurde, achtlos und beiläufig, zugleich die Möglichkeit miterfunden, die ganze Menschheit durch Seuchen auszurotten. Der chemische Wallach brachte, zum Stickstoff aus der Luft, fröhlich über die neuen Kornfelder galoppierend, den Gaskrieg mit Levisit und anderen synthetischen Meriten. Der Physikhengst schließlich, alle unsere Städte durch das elektrische Funkeln seiner Augen hell erleuchtend, hatte, statt des nahrhaften Heus der Erkenntnis, die Atombombe im Bauch.
Vom Geheimrat zur Geheimwaffe war nur ein Säkulum.
Die Festredner sprachen immer nur von der einen Seite der Sache. Über die andere wurde geschwiegen. Aber man kann nicht die Münze spalten und nur mit dem Kopf bezahlen wollen. Die Geschichte hat diese Halbvaluta nicht konvertiert. Der Vogel gehört dazu. Es dürfte sich um einen Geier handeln.
Es muß die merkwürdige Feststellung gemacht werden, daß das, woran alle mit so stupendem Eifer arbeiteten, keiner je zu fordern gewagt hat. Die Zivilisation ist auf ihrer grandiosen Bahn dahingezogen, ohne daß je einer den Mut gehabt hätte, sich zu ihren Zielen zu bekennen.
Ein Prophet, der um 1850 der Menschheit das zum Ziel gesetzt

hätte, was sie bis 1950 erreicht hat, was für ein diabolisches Genie wäre das gewesen. Die schöpferischen Geister der Menschheit waren auf der anderen Seite der Barrikade. So ist das 19. Jahrhundert das Jahrhundert der Festredner, das Jahrhundert des schlechten Gewissens geworden.

Es gibt dafür ein wundervolles zeitgenössisches Zeugnis. Das ist die Festrede, die Pierre Curie am 6. Juni 1905 vor der Akademie der Wissenschaften in Stockholm hielt, als er für Marie Curie und sich den Nobelpreis für die Entdeckung des Radiums in Empfang nahm. Gegen das Ende seiner Rede sagte Pierre Curie zunächst:

»Wenn man bedenkt, daß das Radium in den Händen von Verbrechern sehr gefährlich werden kann, drängt sich einem die Frage auf, ob es für die Menschheit von Vorteil ist, die Geheimnisse der Natur kennenzulernen, ob sie reif dafür ist, sich ihrer zu bedienen, oder ob ihr diese Erkenntnis schädlich ist. Ein treffendes Beispiel dafür bieten gerade die Entdeckungen Alfred Nobels selbst. Die gewaltigen Explosivstoffe haben die Menschheit befähigt, bewundernswürdige Arbeiten auszuführen, aber sie sind auch ein fürchterliches Zerstörungsmittel in unberufenen Händen und dienen mittelbar den schlimmsten Verbrechern, die es gibt – jenen, die die Völker in den Krieg gegeneinander hetzen.«

Man kann also nicht sagen, daß der Festredner das Problem nicht gesehen habe, aber dann eben kommt der säkulare Satz:

»Ich aber bin mit Nobel der Ansicht, daß die Menschheit aus neuen Entdeckungen am Ende mehr Gutes als Schlechtes gewinnen wird.«

Die Schönheit dieses Satzes würde am eindrucksvollsten zur Geltung kommen, wenn man ihn auf eine Marmortafel meißelte und in Hiroshima aufstellte.

Man denke, ein Mann der Wissenschaft, ein Mann der Physik, der in seiner Wissenschaft auch nicht den kleinsten Schritt vorwärts getan hätte ohne die zuverlässige Hilfe des durch die Beweise der Mathematik gestützten Experiments, findet nichts dabei, eine so wichtige Frage wie die über die Folgen der naturwissenschaftlichen Entdeckungen für die Zukunft der Menschheit durch eine persönliche, durch nichts bewiesene Ansicht zu beantworten.

Nicht nur das Radium, auch dieser Satz ist das Resultat einer Entwicklung, innerhalb derer die alte Herrin der Wissenschaft, die Philosophie, aus ihrem Reich vertrieben worden war.

Hätte unter den Festrednern an Virchows achtzigstem Geburtstag der Advocatus cœli solche Gedanken vorgetragen, wäre er wohl hinausgeworfen worden. Gewiß, die Heilkunde als Ergebnis des

wissenschaftlichen Fortschritts ließ sich leicht verteidigen. Aus dem allgemeinen System der Wissenschaften läßt sich auch die Heilkunde nicht herauslösen. Der Bakterienkrieg ist dafür Beweis genug. Der Advocatus cœli würde mit sanftem Lächeln darauf hinweisen, daß Virchows Schöpfung, der pathologisch-anatomische Mensch, erst in dem Augenblick ins Blickfeld der Wissenschaft tritt, in welchem das Seziermesser sein Dasein eröffnet.
Der Pathologe aber wird den Advocatus cœli in den Sektionsraum führen und ihm zeigen, daß nichts so sehr dem Leben dient wie der pathologisch-anatomische Mensch. Mit Mikroskop und Messer hat der Forscher ihm Geheimnisse entrissen, welche seit der Erschaffung der Welt nur immer begraben worden waren. Die Auswertung dieser entschleierten Geheimnisse hat es ermöglicht, Heerscharen von Leidenden von ihren Leiden zu befreien. Gleichzeitig haben diese Erfolge das Tempo beschleunigt, in welchem der von niemandem gesteuerte Triumphwagen der Zivilisation dem 20. Jahrhundert mit erhabenem Gerumpel entgegendonnerte. So stehen sich der Erfolg und der Irrtum, der aus ihm entstand, unversöhnt und unversöhnlich gegenüber. Daß Virchow in seinen alten Tagen sein eigenes Genie mißverstanden hat, überschattet mit einem Hauch von Tragik einen Ruhm, welchen die Nachwelt ihm aus besseren Gründen schuldet, als es die waren, derentwegen er den Beifall seiner Zeitgenossen fand.

Der Adam der Wissenschaft

Für den heiligen Augustin ist Krankheit eine von Gott gesandte Prüfung der Seele und somit eine Brücke, welche den Menschen mit dem Himmel verbindet.
Für Thomas Mann in seinem Dr. Faustus ist das Genie eine in der Krankheit tief erfahrene, aus ihr schöpfende und durch sie schöpferische Form der Lebenskraft. Adrian Leverkühn, der Träger dieses Genies, verfällt dem Wahnsinn. Krankheit ist hier ein dämonisches Agens, welches den Menschen mit der Zerstörung der Seele bedroht und somit eine Brücke zur Hölle ist.
Für den pathologischen Anatomen ist Krankheit eine durch Färbung der Zellen im Mikroskop nachweisbare, genau bestimmbare morphologische Veränderung, welcher im lebenden Organismus bestimmte, wohldefinierte Störungen der Funktion entsprechen.
Sicher ist hier jedesmal von derselben Sache die Rede, nämlich von der Krankheit. Jedermann weiß, wovon gesprochen wird, auch

wenn eine Definition dieses aufregend vielseitigen Phänomens noch nicht gegeben ist.
Da der heilige Augustin nicht so unvorsichtig war, seine Meinung durch naturwissenschaftliche Argumente zu stützen, ist er durch solche auch nicht zu widerlegen. Man könnte es der Medizin als Plus anrechnen, daß sie einen solchen Versuch niemals unternommen hat, wenn Einsicht in ihre Grenzen ihr Motiv gewesen wäre. Aber es ist eine Art von Blindheit, welche sie daran hindert, mit der Ansicht des Kirchenvaters sich auseinanderzusetzen. Gewiß läge eine Ansicht für oder wider den heiligen Augustin nicht innerhalb der Zuständigkeit der Medizin. Aber das zu sehen und darüber nachzudenken, hat die Medizin sich die Mühe noch nicht allzuoft gemacht. Da die Meinung des heiligen Augustin in den letzten sechzehnhundert Jahren von der Medizin nicht widerlegt worden ist, kann keine Wissenschaft der Welt hindern festzustellen, daß sie noch gilt.
Thomas Mann sollte es schwieriger haben. Die Medizin schätzte ihn um eine Stufe niedriger als einen Kirchenvater ein. Was der Medizin auf der Brücke zum Himmel so leicht nicht zustoßen kann, auf der Brücke zur Hölle geschah es. Sie fühlte sich getroffen. Sie griff ihn an.
Dabei war es nicht von großer Bedeutung, welche Beweise und Gegenbeweise die Medizin herbeischaffte. So wie es die Medizin überschätzen hieße, wollte man annehmen, daß sie über ihre Beziehungen zum Himmel sorgfältig nachgedacht habe, hieße es, sie unterschätzen, wollte man annehmen, daß sie ihre Beziehungen zur Hölle noch nicht überprüft habe. Aus der Psychiatrie und aus der Psychoanalyse sind Thomas Mann mächtige Hilfstruppen erstanden. Geschichtliche Beispiele marschierten auf. Von Hutten bis Nietzsche wurde die Symptomatologie nicht gerade der Ideen, aber doch ihrer Entstehung zornig diskutiert. Es war eine wilde Schlacht der Geister, an der der zeitgenössische Meister der Fleurs du Mal unter der Sonne Zürichs eine Freude gehabt hat, die mehr als einen Nobelpreis wert gewesen ist.
Das Problem, das Thomas Mann aufgeworfen hat, ist nicht neu. Es bewegt denkende Köpfe der Medizin schon lange. In dem ausgezeichneten Werk von Lange-Eichbaum, »Genie, Irrsinn, Ruhm«, sind darüber höchst gescheite Feststellungen getroffen worden. Aber die Fragestellung Thomas Manns, in dieser konzisen literarischen Form, ist ein buchenswertes Ereignis. Es wird sich herausstellen, daß das Leben Adrian Leverkühns mehr ist als ein Argument.

Betrachtet man zwischen dem Advocatus cœli auf der einen und dem Advocatus diaboli auf der anderen Seite den Mann am Mikroskop, liegt die Versuchung nahe, ihn lächerlich zu finden. Aber Hochmut schießt immer am Ziel vorbei, sogar dann, wenn er nicht blind ist. Zumindest wäre diese Lächerlichkeit von der bewundernswerten Art, von jener Art nämlich, von der zum Erhabenen nur ein Schritt ist.

Es soll versucht werden, den Punkt herauszufinden, an welchem die drei Aspekte sich treffen.

Die Diagnose Carcinoma hepatis, Krebs der Leber, verliert nichts von ihrer Richtigkeit, wenn es ein Heiliger ist, bei welchem diese Diagnose gestellt wird. Die von Gott gesandte Krankheit zur Läuterung der Seele des Heiligen büßt nichts von ihrem Schicksalsaspekt ein, wenn sie pathologisch-anatomisch als Carcinom definiert wird. Nur eben, die Krankheit des Heiligen ist von jener Art Krankheit, wie sie Hiob und Lazarus zustoßen. Das pathologisch-anatomische Carcinoma hepatis dagegen ist von jener Art Krankheit, wie sie auch der Katze zustößt.

Die Krankheit des Heiligen steht unter dem Aspekt des Schicksals, das Carcinoma hepatis des Menschen wie der Katze dagegen unter dem Aspekt der Statistik. Thomas Mann hatte den tiefsinnigen Einfall, zu zeigen, wie das statistische Malheur des Adrian Leverkühn, das ihm in einem Freudenhaus zustößt, zu Schicksal wird. Die pathologische Anatomie in der Vollständigkeit ihres Systems der Krankheitsbilder bezieht sich nicht auf den Menschen in der Vollständigkeit seiner Humanitas. Das Wesen, an dem die pathologische Anatomie ihr System demonstriert, ist eine höchst eingeschränkte Fiktion vom Menschen, wie sie so in keiner Wirklichkeit vorkommt.

Dieses Wesen ist ein ähnliches Phänomen wie der »Normalmensch«, von dem ein gescheiter und witziger amerikanischer Gelehrter einmal auf Grund eines riesigen statistischen Materials ausgerechnet hat, daß er einunddreißig Zähne habe und leicht schwachsinnig sei.

Nun ist es nicht etwa eine Unzulänglichkeit oder ein Mangel an Einsicht, daß die Wissenschaft der pathologischen Anatomie das Objekt ihrer Untersuchungen so weit eingeschränkt, so weit von der Humanitas abgesetzt hat. Der pathologisch-anatomische Mensch mit seinem statistischen Lebercarcinom ist eine jener notwendigen Schöpfungen der Ratio, welche zwar neben einem lebendigen Menschen sich höchst grotesk ausnimmt, aber solche Fiktionen sind Voraussetzungen von Naturwissenschaft überhaupt.

Schief wurde die Sache erst in dem Augenblick, in welchem das allgemeine, nichtwissenschaftliche Bewußtsein des 19. Jahrhunderts sich dieser rationalen Fiktion bemächtigte und den pathologisch-anatomischen Menschen für ein lebendes Wesen, für einen möglichen Träger der Humanitas hielt. Die Pathologen natürlich waren nicht so beschränkt, daß sie nicht bemerkt hätten, daß »der Mensch« etwas mehr sei als jenes Wesen, an welchem sie ihre Untersuchungen anstellten. Aber was sie angesichts dieses Problems unternahmen, war höchst verblüffend.

Virchow hat einmal die lapidare Feststellung getroffen: »Zellen sind die Lebensherde.« Das ist sicher richtig. Ohne Zelle keine Humanitas. Aus einer einzigen Zelle entsteht der Mensch. Virchow konnte auch gut darauf verzichten, das Wesen des Lebendigen zu definieren. Das ist nicht Sache der pathologischen Anatomie. Seine Adepten freilich waren nicht von der gleichen einsichtsvollen und weisen Bescheidenheit. Sie versuchten zu zeigen, wie sehr Virchow als Wissenschaftler ein Vertreter der Biologie, also der Lehre vom Bios, vom Lebendigen, gewesen sei. Sie bemerkten nicht, daß es ein Irrtum der Gegner war, der sie veranlaßte, Virchow einer Sache wegen zu verteidigen, derentwegen man vernünftigerweise gar keinen Vorwurf gegen ihn erheben konnte.

Als die pathologische Anatomie nach ihren rauschenden Triumphen ein wenig zur Besinnung kam, stellte sich so etwas wie eine Ahnung ein, daß der pathologisch-anatomische Mensch, an welchem diese Triumphe errungen worden waren, als Phänomen etwas Unbefriedigendes hatte. Diese Ahnung war eine Art von schlechtem Gewissen gegenüber der Humanitas. Insbesondere schien diesem pathologisch-anatomischen Menschen die rechte Lebendigkeit zu fehlen.

Anstatt jedoch zuzugeben, daß dieser Vorwurf zu Recht bestehe, oder vielmehr zu zeigen, daß das gar kein Vorwurf sei, machten sich Virchows Verteidiger daran, zu zeigen, wie lebendig im Licht der Biologie dieses Monstrum doch eigentlich sei. Sie zeigten, wie genau den jeweils wie in Momentaufnahmen festgelegten pathologisch-anatomischen Zuständen die funktionellen, biologischen Abläufe entsprächen, wie die pathologische Anatomie in keinerlei Widerspruch zur Biologie, zur Wissenschaft vom Lebendigen, stünde, wie gewissermaßen in der Grundkonzeption der pathologischen Anatomie der biologische Mensch vorgesehen sei und sich aus dem pathologisch-anatomischen Menschen entwickeln lasse. Dieser Beweis läßt sich führen. Die Verteidiger haben ganz recht. Aber Virchow ist gescheiter nicht nur als seine Gegner, sondern sogar als seine Verteidiger. Die Grenzen der pathologischen Anatomie liegen nicht an dieser Stelle. Zur Biologie steht sie tatsächlich in keinerlei Widerspruch. Die Ergebnisse der Biologie kann man sehr wohl im pathologisch-anatomischen Menschen sich abspielen lassen. Aber es ist nichts damit gewonnen. Der biologische Mensch ist ebenso eine Fiktion, ebenso ein Fragment der Humanitas wie der pathologisch-anatomische Mensch. Die Verteidiger Virchows waren glücklich, daß es ihnen gelang zu beweisen, wie lebendig Virchows Fiktion sei. Sie bemerkten nicht, daß auch die Lebendigkeit der Biologie in keiner Wirklichkeit vorkommt, daß auch sie nur eine Abstraktion ist, daß diese Lebendigkeit nur die durch die Methodik der Biologie nachweisbaren Vorgänge und Abläufe umfaßt. So, wie das Carcinoma hepatis dasselbe Carcinom beim Menschen wie bei der Katze ist, genauso ist der intermediäre Leberstoffwechsel der Biologie nicht ein Phänomen, welches den Schurken und den Gentleman betrifft, sondern es ist der Leberstoffwechsel sowohl des Menschen wie des Hammels. Dieser Mensch ist nicht der lebendige Mensch, welcher ein Trambahnbillett löst, heiratet oder Montag morgen grundlos traurig ist, sondern eine Fiktion, welche sich die Wissenschaft der Biologie geschaffen hat, um sämtliche biologischen Abläufe an ihr sich abspielen zu lassen, genau wie die pathologische Anatomie sich ihre Fiktion schuf, an welcher sämtliche pathologisch-anatomischen Zustände aufgezeigt werden können.

Es ist klar, daß eine Fiktion durch Hinzufügen einer anderen Fiktion keinen Hauch von Leben bekommt. Nach dieser Methode kann der pathologisch-anatomische Mensch beliebig erweitert werden. Und so ist man auch vorgegangen. In den mechanischen Apparat des anatomischen Menschen baute man den Verbrennungsmotor der Biologie ein. Dieser Roboter war schon imstande, Schlagsahne zu Kohlehydraten und Aminosäuren abzubauen und zu Glykogen in der Leber und Cerebrosiden in der Hirnrinde wieder aufzubauen. Aber er konnte noch kein Gedicht machen, und die warme gute Sonne konnte auf der Haut dieses Wesens kein Behagen erzeugen, sondern nur das Ergosterin in ihr in Vitamin D verwandeln.

Dies etwa ist Adam, bevor der Herr ihm seinen Odem einblies. Auch die Wissenschaft hat geblasen. Die Psychiatrie hat diesem Wesen eine Seele eingeblasen, und zwar jene Seele, welche das Objekt der Wissenschaft der Psychiatrie ist. Dieser Adam der Wissenschaft kann denken, fühlen, träumen und sogar Gedichte machen.

So scheint diese Schöpfung dem großen Vorbild aus dem Garten

Eden nicht viel nachzustehen. Dieses Wesen darf sogar die Stimmen der Engel hören. Freilich ist ihm das nicht zu empfehlen! Es kommt dann in die geschlossene Abteilung!
Doch fehlt diesem Wesen noch eines zur Vollständigkeit seiner Humanitas. Es kann nicht sündigen. Die Fiktion jenes seelischen Wesens, an welchem die Psychiatrie ihre wissenschaftlichen Erkenntnisse demonstriert, ist nicht moralischer Natur. Auch sie umfaßt noch nicht die Vollständigkeit der Humanitas. In der Psychiatrie steht eine Heldentat unter dem gleichen Aspekt wie ein Verbrechen, nämlich unter einem psychologischen. Der Psychiater kann die Tat eines Menschen moralisch beurteilen, im Gutachten zum Beispiel. Aber damit überschreitet er die Grenzen seiner Wissenschaft. Bei den Urteilen, die er fällt, entnimmt er seine Begründung der Überlieferung, der Gewohnheit, der Sitte, dem Gesetz. Psychiatrisch im strengen Sinne kann ein moralisches Urteil niemals sein. Dies gilt nicht nur für die Psychiatrie, sondern für die gesamte Naturwissenschaft. Das Moralische gehört einer Kategorie an, an deren Grenze die Macht der Naturwissenschaft zu Ende ist.
Diese ganze wissenschaftliche Wiedererschaffung des Menschen hätte man sich sparen können, wenn man seinen Virchow gelesen hätte. Abgesehen von dem Vergnügen, beim Studium seiner Vorlesungen über die Cellularpathologie einen der glänzendsten Stilisten der deutschen Sprache zu genießen, hätte man eine Bemerkung gefunden, die vielleicht deswegen so wenig beachtet worden ist, weil ihre Einfachheit ihre Bedeutung nicht erkennen läßt.
Man kann, wenn man ein Leberpräparat unter dem Mikroskop betrachtet, die Leber einer Katze von der eines Menschen leicht unterscheiden. Ebenso leicht kann man ein Carcinom der Leber von einer Zirrhose, einer Schrumpfung der Leber, sowohl bei der Katze wie beim Menschen unterscheiden. Was man aber unter dem Mikroskop der pathologischen Anatomie nicht voneinander unterscheiden könnte, wäre die Leber Goethes von der Leber Sternickels. Es ist nicht ein Zell- oder Organsystem, welches die Gebote hält, Verbrechen begeht, Blumen züchtet und einen Dr. Faustus schreibt. Auf dem Höhepunkt seiner wissenschaftlichen Erkenntnis stellt Virchow mit bewundernswerter Klarheit für ein Problem, welches nachher fast ein halbes Jahrhundert in Verwirrung gebracht hat, fest, daß die pathologische Anatomie keine Aussage über die Persönlichkeit machen könne.
Wenn man diesen Satz des Meisters sich vor Augen hält, sieht man ohne weiteres, daß der pathologisch-anatomische Mensch

von seinem Schöpfer als genau das empfunden worden ist, was er de ratione ist, nämlich als eine wissenschaftliche Fiktion. Man sieht weiter, daß es nicht nur aussichtslos ist, diese Fiktion beleben zu wollen, sondern auch ganz überflüssig. Wenn man diese Belebung mit einiger Konsequenz durchführt, landet man, wie gezeigt wurde, mit den Engeln in der geschlossenen Abteilung.
Gerade die weise Beschränkung auf eine streng definierte Fiktion, deren von ihm selbst abgesteckte Grenzen der Schöpfer des pathologisch-anatomischen Menschen in seiner wissenschaftlichen Arbeit niemals überschritten hat, machte die Erfolge der pathologischen Anatomie erst möglich und gab ihnen jene rationale, wissenschaftliche Sicherheit, auf welcher die Medizin weiterbauen konnte, als sie sich jenen Ausweitungen der Forschung zuwandte, welche, weitab von der fruchtlosen Diskussion pro et contra Virchow, wirkliche neue Einsichten und Erkenntnisse, wirkliche Fortschritte brachte. Das war, aber eben auf der höheren Ebene des durch die pathologische Anatomie geschaffenen Wissens, die Rückkehr zur alten Humoralpathologie mit dem Vorstoß in das Gebiet der Hormone und schließlich der Vorstoß zur neuesten Problematik der Nervalpathologie, den Fragen der Steuerung der Lebensvorgänge durch das autonome, vom Bewußtsein unabhängige Nervensystem.
Was Virchow als Forscher geleistet hat, ist, daß er das Wesen der Krankheit in bezug auf Zellen und Organe geklärt hat. Was er nicht geleistet hat und auch gar nicht leisten konnte, ist eine Klärung des Wesens der Krankheit in bezug auf den Menschen als Person. In seinen jungen Jahren hat Virchow noch durchaus eine Vorstellung davon gehabt, daß die Wissenschaft der Pathologie eine solche Aufgabe gar nicht lösen könnte. Er hat sie auch nicht lösen wollen. Die tragische Ironie seines wissenschaftlichen Lebens liegt darin, daß er in seinen alten Tagen, unter der Suggestion der Zustimmung eines ganzen Zeitalters, seine eigene Wahrheit preisgegeben hat.
In einer seiner späten Universitätsreden sagt Virchow einmal hinsichtlich der pathologischen Anatomie, »daß es keiner besonderen Beweisführung bedarf, daß diese Art der Wissenschaft eine nützliche sei«.
Gewiß! Da hat er recht. Aber was ist schon nützlich!
Immerhin beschränkt er sich hier auf die Umwelt der Pathologie. An anderer Stelle spricht er von der Ablösung des »philosophischen Zeitalters«, des 18. Jahrhunderts nämlich, durch das »naturwissenschaftliche Zeitalter«, das 19. Jahrhundert. Als ob je

Philosophie durch Naturwissenschaft ersetzt werden könnte! Er spricht von »unserer Zeit, die in ihrem wissenschaftlichen Gefühl so sicher und siegesfroh ist«. Hier eben unterliegt er der Suggestion seiner Zeit. Wohl hatte diese Zeit ein Gefühl dafür, daß nach der Zerstörung der mittelalterlichen Welt, in der die Humanitas eine Stätte und die Seele des Menschen ein Haus gehabt hatten, eine neue Welt gebaut werden müßte. Aber diese Zeit, in ihrem wissenschaftlichen Gefühl so sicher und siegesfroh, glaubte, daß diese neue Welt mit den Mitteln der Naturwissenschaft gebaut werden könnte.

Das ist das, was man den Irrtum des 19. Jahrhunderts nennen kann. Die naturwissenschaftlichen Entdeckungen des 19. Jahrhunderts ermöglichten es zu zeigen, daß die Vorstellungen, die der heilige Augustin von der Natur der Krankheiten gehabt hatte, ein verwirrtes System von Irrtümern gewesen war. Stolz im Bewußtsein dieses Vorsprungs vor dem gelehrten Kirchenvater beging das 19. Jahrhundert nunmehr einen Irrtum, der viel verwirrter war, als es die Irrtümer des heiligen Augustin jemals gewesen sind. Man warf nämlich auch das über Bord, was Augustin über das Wesen der Krankheit in bezug auf die Person des Menschen gewußt hatte.

Das verwirrte System der Irrtümer Augustins betraf eben durchaus nicht den gesamten Umfang des Phänomens Krankheit, es betraf nur seine naturwissenschaftliche Seite. So wenig es Virchows Aufgabe war, etwas über die Persönlichkeit auszusagen, so sehr war es die Aufgabe des Kirchenvaters, gerade darüber eine Meinung zu haben.

Was der heilige Augustin geleistet hat, ist, daß er das Wesen der Krankheit in bezug auf den Menschen geklärt hat. Was er nicht geleistet hat und was er weder leisten wollte noch konnte, war eine Klärung des Wesens der Krankheit in bezug auf Zellen und Organe. Freilich, diese Seite der Krankheit war für den Kirchenvater nicht von großer Bedeutung. Ob die Krankheit des Hiob eine Lepra, eine Pyodermie oder ein Lupus war, ist ohne Bedeutung für das, worauf es ihm ankam, nämlich, daß Hiob seine Leiden hinnahm und nicht aufhörte, Gott, den Herrn, zu preisen.

Wenn der heilige Augustin eine Kenntnis dessen gehabt hätte, was wir heute über die Natur der Krankheiten wissen, hätte er nichts von seinen Lehren zu ändern brauchen. Vielleicht hätte er sich dann des eigentümlichen Problems bemächtigt, was die Krankheiten der Tiere im Plan der Schöpfung für einen Sinn haben. Es ist nicht anzunehmen, daß das Carcinom der Katze keine andere Bedeutung als eine statistische im Rahmen der pathologischen

Anatomie habe. Diesem Problem steht die gesamte Naturwissenschaft hilflos gegenüber. Die Tierpsychologie bietet keinen besseren Ausweg als die Menschenpsychologie. Der Hinduismus böte eine Lösung. Aber für den Westen ist der Hinduismus eine säkularisierte historische Erscheinung. Man kann ein gelehrter Indologe sein, ohne das geringste von dem zu glauben, was für den gelehrten Inder seit Jahrtausenden alte Wahrheiten sind. Darum sitzen ja auch unsere Indologen in Europa auf Lehrstühlen, statt in Indien auf Betschemeln zu knien.

Hier taucht die Frage auf, wo denn wohl die Grenze liege, bis zu welcher die Geschöpfe der Schöpfung zu lieben seien. Das ultravisible Virus des Fleckfiebers unter die Geschöpfe aufzunehmen, bereitet dem humanistischen Gemüt ein gewisses Unbehagen. Doch hat dieses Virus im Rahmen eines Schicksals die gleiche Aufgabe wie ein Wolf, der einen Menschen in der Steppe anfällt. Und sicher doch gehört der Wolf zu den Geschöpfen. Für die Lösung dieses Problems ist die Scholastik und nicht die Pathologie zuständig. Das aus Zellen und Organen bestehende System des Organismus ist der Aspekt Virchows. Dieser Organismus ist existent nur als Lebewesen und als solches mehr als eine pathologisch-anatomische Wesenheit.

Die von ihrem Schicksalsleder umschlossene Seele des Menschen, welche sündigt und den Herrn preist, ist der Aspekt des heiligen Augustin. Diese Seele ist beheimatet in einem Organismus, welcher nach den Gesetzen der Biologie funktioniert. In dieser konzisen wissenschaftlichen Determiniertheit geht die Naturwissenschaft über Augustin hinaus.

Thomas Mann setzt diese beiden Welten miteinander in einen überzeugenden Zusammenhang. Sein Aspekt umfaßt die eigentümliche statistische Exponiertheit des biologischen Organismus und beläßt damit der Krankheit ihren wissenschaftlichen Charakter. Aber gleichzeitig umfaßt er die in diesem Organismus beheimatete Seele, welche ja das eigentlich Betroffene ist. Der Erreger der Krankheit ist hier noch viel mehr der Erreger dieser Seele. In der Vereinigung der beiden Welten, der Welt der Naturwissenschaft und der Welt der Dämonie des Schicksals, tritt die Krankheit wieder unter den Aspekt der Humanitas. Damit gewinnt sie jene Würde zurück, deren das 19. Jahrhundert sie beraubt und welche die wissenschaftliche Medizin allein ihr niemals zurückzugeben vermöchte.

Als der Mensch die Obhut des Glaubens verlassen und sich unter die Obhut der Wissenschaft begeben hatte, war Therapie mit der gleichen Notwendigkeit ein moralisches Problem geworden, wie Moral aufgehört hatte, ein therapeutisches Problem zu sein.
In diesem Chassez-Croisez schon liegt die Wurzel dessen, was in gemessenen Abständen als Krise der Medizin in Erscheinung tritt. Diese Krise ist genauso alt wie die Medizin als Wissenschaft selbst.
Was hier, in jeder wissenschaftlichen Generation einmal, geschieht, ist, daß die Geister bewogen werden, einen Blick in den Himmel zu werfen. Es ist jener Himmel, in welchen die wissenschaftlichen Bäume nicht so hoch hinaufgewachsen sind, als man geglaubt hatte.
Daß es gerade die Medizin ist, in der diese Entdeckung immer wieder gemacht wird, unterscheidet sie vorteilhaft von jeder anderen Naturwissenschaft.
Die Atomphysik macht sich weiter keine Gedanken darüber, daß der Weg, der zur Spaltung des Atoms geführt hat, erst dadurch überhaupt frei wurde, daß das Universum vorher gespalten worden war.
Das Problem der Atombombe, welches heute die ganze Welt bewegt, ist kein Problem der Atomphysik, sondern gehört zu den Problemen, welche durch die Ergebnisse der Physik an Orten des Lebens entstehen, welche mit der Physik selber gar nichts zu tun haben. In der Medizin liegt die Sache anders.
Zunächst zwar sind auch die Ergebnisse der medizinischen Wissenschaft genauso eine Sache der reinen Gelehrsamkeit wie die Ergebnisse irgendeiner Naturwissenschaft. Aber die medizinische Wissenschaft befindet sich in der besonderen Lage, daß die Ergebnisse ihrer Gelehrsamkeit immer sogleich in das Handwerk des Arztes eingehen. Die Sprache nennt ihn den praktischen Arzt. Der große Kliniker ist immer zugleich Gelehrter und Arzt. Als Gelehrter verhält er sich ganz anders, als er sich als Arzt verhält. Aller Spott, mit welchem von Molière bis Bernard Shaw die Ärzte überschüttet worden sind, zielt auf diese Stelle. Welche Ironie liegt darin, daß Molière selbst als Eingebildeter Kranker nach einer Aufführung des Malade Imaginaire am Ende des Stückes hinter der Kulisse an einer Herzattacke gestorben ist.
Die Ergebnisse der Gelehrsamkeit der Medizin beziehen sich auf den Adam der Wissenschaft. Werden sie im Handwerk des Arztes

angewendet, werden sie auf einen lebenden Menschen angewendet. Zunächst behilft sich der Kliniker damit, daß er den Kranken »als Fall« behandelt. Er versucht, die Seele in die Statistik einzumontieren. Mit diesem Trick läßt sich ziemlich viel erreichen. Was sich damit nicht erreichen läßt, bildet den Gegenstand der Krise. Aber die Krise betrifft nicht die Medizin als Wissenschaft, sondern die Medizin als Handwerk. Sie betrifft nicht den Gelehrten, sondern den Arzt.

Dem Arzt, der dem Patienten gegenübersteht, sind zwei Aufgaben gestellt. Die eine ist, den Patienten als Fall zu diagnostizieren und einer rationalen Behandlung zuzuführen. Diese Aufgabe stellt er sich selbst. Die andere ist, einem vom Schicksal der Krankheit betroffenen Menschen, einer Seele, zur Heilung, einer Heilung von Schicksal zu verhelfen. Diese Aufgabe stellt ihm der Patient. Für die erste Aufgabe steht dem Arzt die Schulweisheit von vier Jahrhunderten wissenschaftlichen Fortschritts zur Verfügung, für die zweite Aufgabe nur seine eigene Weisheit.

Mit der Zuordnung einer Krankheit zu einem Krankheitsbild ist die erste Aufgabe gelöst, nicht aber die zweite. Wenn der Arzt einen Kranken als Fall erfaßt hat, ist wohl der Wissenschaft Genüge getan, nicht aber dem Leben. Wenn der Arzt durch eine Salvarsankur eine Lues heilt, heilt er wohl den Schaden, den die Krankheit dem Körper zugefügt hat, nicht aber die Zerstörungen, die sie im Schicksal des Kranken angerichtet hat. Wenn, zum Beispiel, ein Kranker in Unkenntnis der Art seiner Krankheit verblödete Kinder in die Welt gesetzt hat, ist mit seiner eigenen Heilung erst das kleinste Unglück behoben, welches die Krankheit seiner Biographie zugefügt hat. Zu versuchen, hier irgendwo eine Linie zu ziehen, an der die Zuständigkeit des Arztes ihre Grenze hätte, scheitert an dem Anspruch des Patienten, der ja die magische Pforte zum Sprechzimmer des Arztes zusammen mit seinem Schicksal durchschreitet. Wie versucht die Medizin, mit dem Anspruch des Patienten fertig zu werden?

Das System der Krankheitsbilder ist ein System aller möglichen Symptome. In einem vollständigen System der Krankheitsbilder ist jedes mögliche Symptom jedes möglichen Individuums enthalten. Aber das vollständige System der Krankheitsbilder enthält keine einzige wirkliche Krankheit eines wirklichen Menschen. Der wirren Mannigfaltigkeit der Symptome steht die ebenso wirre Mannigfaltigkeit der Individuen gegenüber. Die wirre Mannigfaltigkeit der Symptome kann man durch ein vollständiges System von Krankheitsbildern ordnen. Was hat die Wissen-

schaft gegenüber der wirren Mannigfaltigkeit der Individuen unternommen?
Die Zuordnung eines individuellen Symptoms eines beliebigen Individuums zu einem Krankheitsbild ist ja zunächst gegen die Individualität gerichtet. Das gerade ist ja der Vorgang, der sich beim Stellen der Diagnose abspielt. Mit welch unendlicher Feinheit drückt die Sprache diesen Sachverhalt aus. Daß eine Diagnose »gestellt« wird, definiert das Künstliche des Vorgangs deutlicher, als alle Erklärungen es vermöchten. Das individuelle Symptom wird nicht länger in seinem biographischen Zusammenhang betrachtet. Ein Hautausschlag bei einer schönen Frau kann klinisch sehr harmloser Natur sein. In ihrem Schicksal kann er bedeuten, daß ihr Liebhaber sie deswegen verläßt. Auch mit der teuersten Chrysarobinsalbe holt sie ihn nicht zurück.
Das natürliche Symptom tritt unter den künstlichen Aspekt des Systems der Symptome. Unter diesem Aspekt ist sein biographischer Charakter nicht mehr von Bedeutung. Dieser Vorgang beschränkt sich nicht auf das Symptom. Der ganze Mensch tritt unter den Aspekt des Systems der Krankheitsbilder. Der schöpferische Akt der Diagnose konstituiert ihn ja gerade als »einen Fall von...«. Es ist das Wesen dieses Vorganges, daß er die Krankheit aus ihrem lebendigen, gewissermaßen aus ihrem natürlichen Zusammenhang herausnimmt und in einen anderen, einen künstlichen Zusammenhang hineinstellt, nämlich in den wissenschaftlichen Zusammenhang des Systems der Krankheitsbilder.
Aber damit, daß beim Stellen der Diagnose vom Menschen abgesehen wird, ist der Mensch ja nicht verschwunden. Ganz im Gegenteil! Jeder einzelne Fall bringt das Element seiner Persönlichkeit mit. Die klinische Beobachtung zeigt, daß es keine zwei gleichen »Fälle von...« gibt. Denn es gibt keine zwei gleichen Persönlichkeiten.
So ergab sich die Notwendigkeit, zur Ergänzung der Systematik der Symptome eine Systematik der Persönlichkeiten zu schaffen. An Mut dazu hat es der Wissenschaft nicht gefehlt. Indem sie es unternahm, eine vollständige Systematik der Persönlichkeiten zu schaffen, unternahm sie es, die Mannigfaltigkeit der Krone ihrer Schöpfung, des Adams der Wissenschaft, in ein System zu bringen.
Das, merkwürdigerweise, schien zu gehen.
Die schicksalsmäßige Bedingtheit des Menschen ist von zwei Seiten her bestimmt. Die eine Seite ist das, was der Mensch an körperlichen und seelischen Eigenschaften und Möglichkeiten mit auf

die Welt bekommt. Es ist das, was man seine Konstitution nennt. Die zweite Seite ist das, was an äußeren Einflüssen der Welt auf ihn einwirkt und ihn verändert. Es ist das, was man sein Milieu nennt. Eine Persönlichkeit läßt sich darstellen als ein System, dessen Ordinate die Konstitution, dessen Abszisse das Milieu ist.
Furchtbare Schlachten sind geschlagen worden zwischen der Konstitution und dem Milieu. Das ging so weit, daß ein ehrwürdiger Gelehrter, der immerhin einen Weltruhm aufs Spiel zu setzen hatte, sich eine Cholerakultur aufs Brötchen strich und sie mit Münchener Starkbier hinunterschluckte, um zu beweisen, daß Bakterien allein keine Infektion erzeugen, wenn nicht eine konstitutionelle Bereitschaft für den Infekt vorliegt.
Die Heroen der Argumente schauten die Welt nicht mehr an, sondern nur noch ihre Weltanschauungen. Schon früher einmal war eine Revolution in Gang gesetzt worden, um die natürliche Ungleichheit der Konstitution durch die Gleichheit des Milieus unwirksam zu machen. Politische Glaubenslehren entwickelten sich aus der Theorie, daß das Milieu des Menschen das einzige sei, was seinen Charakter, sein Befinden, ja sein Glück bestimme.
Die Forschung hat mit diesen Leidenschaften nichts zu tun. Für sie handelt es sich darum, zu finden, was man beweisen kann, und zu beweisen, was man gefunden hat.
Man untersuchte die Temperamente, welche schon die Antike unterschieden hatte. Man fand, daß an dieser Einteilung etwas sei. Man beobachtete und registrierte. Schließlich schuf die Psychologie im Bereich des Gesunden und die Psychiatrie im Bereich des Krankhaften ein System von Konstitutionstypen, in welches jede mögliche Persönlichkeit eingeordnet werden kann.
Diese Erkenntnisse wurden befestigt und vertieft durch das, was man durch die Vererbungslehre erfuhr.
Auf der anderen Seite machte man das Milieu zum Objekt der Forschung. Dies war zunächst eine Aufgabe der Hygiene, später der Soziologie.
So, wie es gelungen war, durch das System der Krankheitsbilder die wirre Mannigfaltigkeit der Symptome zu ordnen, so gelang es, durch die Lehren von der Konstitution und vom Milieu die wirre Mannigfaltigkeit der Persönlichkeiten zuordnen.
Der Gewinn, der sich aus dieser Leistung der Wissenschaft für den Arzt ergab, war bedeutend. Ihn brauchte es auch nicht zu bekümmern, daß die wissenschaftlichen Disziplinen, die diese Resultate erarbeiteten, zum Teil gar nicht zur Naturwissenschaft gehörten. Sein Anliegen ist ein Anliegen des Lebens. Er ist ja, inso-

fern er behandelt, kein Gelehrter, sondern eben ein Handelnder. Seine Aufgabe ist, die von der Wissenschaft erarbeiteten Kenntnisse, diese Symptomatologie der Persönlichkeiten, auf den einzelnen lebenden Menschen, seinen Patienten, anzuwenden.
In den langen Zug lädierter Humanitas, der täglich in seinem Sprechzimmer an ihm vorüberzieht, kann der Arzt mit Hilfe des Systems der Persönlichkeiten eine gewisse Ordnung bringen. Die Einsichten des Arztes in die Lage seines Gegenübers, des kranken Menschen, sind durch die Wissenschaft von der Konstitution und die Wissenschaft vom Milieu vertieft worden. Er kann jetzt, dank der wissenschaftlichen Aufklärung über die Bedingungen, unter denen die Existenz des Menschen steht, Zusammenhänge übersehen, welche der Einsicht vorher verschlossen waren. Die Verfeinerung sowohl seiner diagnostischen wie seiner therapeutischen Möglichkeiten aus diesem Zuwachs an Wissen ist beträchtlich. Was wurde dabei für ihn gewonnen für die zweite Aufgabe, die Aufgabe, welche der Patient ihm stellt, die Aufgabe, Schicksal zu heilen?
Da sitzt er, der patiens, der Leidende, dieses erstaunliche und bewundernswerte Wesen, das wie Prometheus an den Felsen seiner Konstitution geschmiedet ist, das wie Herakles täglich der Hydra des Milieus ihre Köpfe abschlagen muß, ohne sie jemals töten zu können, das wie Atlas das Himmelsgewölbe seines Schicksals auf den gebeugten Schultern trägt, dieses Kind der Schöpfung, das, wenn es die asphodelischen Blüten auf der Wiese des Lebens pflücken will, mit Maschinengewehren beschossen wird. Da sitzt er, dieser Leidende des Lebens, und während er den Frieden seiner Seele sucht, hat er Rheuma im Knie. Aber das, wessen er bedarf, ist eben nicht nur das Medikament. Er bedarf des Trostes.
Glücklicherweise ist nicht jedes rheumatische Leiden ein rheumatisches Schicksal. Nicht jeder Patient stellt an den Arzt die Forderung, daß er sich um seine Seele, um seine Heilung von Schicksal bekümmern solle.
Der Mensch, wenn er ein moderner Mensch ist, ein Mensch der Zivilisation, ein Mensch unserer Zeit, ist nicht so anspruchsvoll. Was sollte er auch beanspruchen für eine Seele, von der er selber nichts mehr weiß. Er ist ein »Fall von Mensch« so gut, wie er ein »Fall von Rheuma« ist.
Dieser Fall von Mensch ist vollkommen glücklich, wenn er als Fall von Rheuma geheilt wird. Die Schmerzen, die er leidet, sind keine augustinischen Schmerzen. Seine Heilung ist kein Wunder, sondern das kleine statistische Glück. Dank einem Zufall, für

welchen er keine Gottheit hat, ihr Opfer im Tempel zu bringen, fällt sein Fall unter die heilbaren Fälle. Fällt er unter die unheilbaren Fälle, kann es leicht geschehen, daß dieser Fall, da er auch keine Gottheit hat, der er fluchen kann, seinen Arzt verflucht. Wer könnte es dem verfluchten Arzt verübeln, in solchem Fall den Fluch in das Honorar miteinzukalkulieren?

Dieser Fall von Mensch, der sein Schicksal an denselben Nagel hängt wie seinen Rock, der nicht verlangt, daß der Arzt sich um seine Humanitas bekümmere, der, in rührender Bescheidenheit und in tiefer Einsicht in die Grenzen der wissenschaftlichen Medizin, vom Arzt nicht mehr erwartet, als was zu leisten die Wissenschaft diesen gelehrt hat, nämlich die Heilung der Schäden, welche die Zivilisation dem Menschen zufügt, ist der Kassenpatient. Auf eine dieser geheimnisvollen und witzigen Arten, durch die das Leben in seiner tiefen Vernunft immer wieder die Schäden repariert, welche die Ratio ihm zugefügt hat, schuf es zur perfekten Medizin den perfekten Patienten.
Die Ärzte selbst haben sich hartnäckig gegen diese Entwicklung gesträubt. Sie empfanden, daß etwas von ihrer alten priesterlichen Würde dabei verlorenginge. Sie verstanden nicht, daß das, was ihnen da entglitt, nicht durch ihre eigene Schuld ihnen entglitt. Sie begriffen nicht, daß das, was da verlorenging, schon vor vierhundert Jahren verspielt worden ist. Man schuf die schöne Formel, daß der Arzt der Beichtvater unserer Zeit sei. Welch eine Confession!
Man hielt es für etwas durchaus Würdevolles, Beichtvater zu sein. Man empfand nicht die Ironie, die über dem Stolz liegt, Beichtvater sein zu wollen, ohne einen Glauben zu haben, nach welchem Sünden sich in ein System ordnen lassen.
Die Ärzte konnten wohl die Sünden, die man ihnen brachte, in ihr schweigsames Herz nehmen. Sie konnten dem armen Kassensünder sogar bedeutend wirksamer von seinen Schmerzen helfen, als es der heilige Augustin jemals gekonnt hätte. Aber sie konnten keine Absolution erteilen.
Zweifellos wird einmal, und vielleicht bald, eine junge Generation von Ärzten heranwachsen, die sich, nachdem die alte Würde verschlissen ist, daranmachen wird, eine neue zu schaffen. Diese junge Generation, die aller Humanitas so vollständig beraubt wurde, wird sich eines Tages entschließen, den perfekten Patienten ohne die Vorurteile der Überlieferung zu betrachten. Sie wird dabei einige erstaunliche Entdeckungen machen.

Wenn man schon im Besitze von Vorteilen gegenüber einem Kirchenvater ist, wird man eines Tages wohl so klug werden, aus diesen Vorteilen sich eine neue Rüstung zu schmieden, anstatt in einer hoffnungslosen Weise immer wieder zu versuchen, das Lendentuch des Lazarus der Statue der Wissenschaft um die kalten Marmorhüften zu drapieren.

Die Quelle, das moralische Grundgesetz, aus dem das mühselige und opfervolle Dasein des Arztes seine Kräfte bezieht, ist noch heute der Eid des Hippokrates.

Im Altertum wurde er beim Heilgott Apollon, bei Asklepios und bei Hygieia und Panakeia, den Töchtern des Asklepios, geschworen. Seine wichtigsten, noch heute in der ärztlichen Welt gültigen Sätze sind die folgenden:

»...Ich werde meine ärztlichen Verordnungen zum Nutzen der Kranken geben nach meiner Kraft und meinem Urteil. Was Verderben und Schaden bringt, will ich von ihnen fernhalten.

Ich werde niemandem ein tödlich wirkendes Gift verabreichen, auch auf Verlangen nicht. Ich werde auch keinen solch verwerflichen Rat erteilen. Ebensowenig werde ich einem Weibe ein Mittel zur Vernichtung keimenden Lebens geben.

Rein und gottgefällig will ich mein Leben und meine Kunst bewahren. Ich werde in alle Häuser, in die ich kommen mag, zum Heile der Kranken eintreten und mich jeden vorsätzlichen Vergehens und jeder schädlichen Handlung enthalten...«

Der alte Heide aus Kos würde wahrscheinlich noch im Hades darüber lächeln, daß sein Name auf eine so würdevolle Weise durch zwei Jahrtausende hindurch Sätze begleitet hat, die so im tiefsten Grunde christlich sind.

Wenn man sagt, daß jedes Leben lebenswert sei, ist damit nichts anderes gesagt, als daß jedes Lebewesen eine Seele habe und ein Geschöpf Gottes ist. Es ist nicht unsere Sache, darüber zu befinden, welche Gefäße die Schöpfung sich aussersieht, um Seelen in ihnen auf Erden wallen zu lassen. Obwohl es dafür keines Argumentes bedarf, gibt es einen Sachverhalt, der als solches verwertet werden könnte.

Kaum etwas ist so schwer zu finden wie ein »gesundes« Genie. Für die Entstehung dessen, was man Genie nennt, scheint – dessen ist man heute ziemlich sicher – ein bionegatives Element unentbehrlich zu sein. Dies ist sicher kein Gesetz, aber eine Regel, von der man freilich nicht zu sagen vermag, welch tieferer Sinn ihr in der Ökonomie des Lebens zugrunde liegt.

Der Vater der Heilkunst von der Insel Kos lächelt nicht im Hades.

Man hat den Hippokrates der Vorteile wieder beraubt, die das Lethe, das älteste und zuverlässigste Narkotikum der Welt, ihm schon verschafft hatte. Im Inferno der Divina Comedia begegnen wir ihm wieder in der Gesellschaft Ciceros, Senecas, Euklids, des Ptolemäus und der beiden späteren großen Ärzte Galen und Avicenna. Mit Hippokrates also kann man nicht in den Himmel kommen, mit der Wissenschaft auch nicht. Was tun?

Ein sicher falscher Weg wäre es, den Eid des Hippokrates diskutieren zu wollen. Wohin man da gelangt, haben erst neuerdings die Verwirrungen einiger Ärzte, welche sich mit ihren Experimenten dem Experiment der Macht zur Verfügung gestellt hatten, auf eine schreckliche Weise gezeigt.

Man zitiert den Hippokrates, wo immer es möglich erscheint. Das zeigt, daß man das Bedürfnis hat, das Handeln des Arztes auf einen moralischen Grund zu stellen. Aus der medizinischen Wissenschaft, als einer auf Naturwissenschaft aufgebauten Lehre, sind keine moralischen Motive zu gewinnen. Sie lehrt die nützliche, aber banale Möglichkeit zu heilen. Einen Grund, warum man einen Kranken heilen soll, vermag die wissenschaftliche Medizin nicht anzugeben. Die Quelle des ärztlichen Wissens liegt in der medizinischen Wissenschaft. Die Quelle seines Handelns hat einen anderen Ort. Sie entspringt der Überlieferung der Humanitas, die in ihrem Grunde immer noch christlich ist. Die medizinische Wissenschaft als Naturwissenschaft des 19. Jahrhunderts hat zur Quelle des ärztlichen Handelns, zur Humanitas, keine Beziehungen. Diese beiden Sphären des Lebens in seiner Tätigkeit miteinander zu vereinigen, ist die Aufgabe, die dem Arzt gestellt ist.

Es gibt keine abendländische Humanitas, die ihre Quelle nicht im Christentum hat. Selbst da, wo das Christentum seine lebendige Wirksamkeit verliert, geht zu unserem Glück die lebendige Wirksamkeit der Humanitas nicht gleichzeitig, sondern erst ein wenig später verloren.

Sofern der Arzt dem Kranken zur Heilung von seinem Schicksal helfen will, vermag er das aus dieser Quelle immer noch zu leisten. Die Wissenschaft hilft ihm dabei nicht. Es gibt unter den zahlreichen Lehrstühlen für Medizin keinen Lehrstuhl für Schicksal. Da ist jeder Student sein eigener Geheimrat und jeder alte Doktor ein Ingenieur des Wunders mit der Spritze in der Hand.

Das Vertrauen, das ein Patient zu seinem Arzt hat, besteht aus zwei Komponenten. Darüber sind die wenigsten Patienten sich klar. Die eine Komponente ist das Vertrauen, welches der Patient zur technischen Perfektion des Arztes hat. Auf diesem Gebiet

sind Forderungen des Patienten berechtigt. Die Techniken von Diagnose und Therapie sind, wie alle Ergebnisse von Wissenschaft, prinzipiell erlernbar.
Die andere Komponente ist das Vertrauen des Patienten in die Fähigkeit des Arztes, sein Schicksal in die Hand zu nehmen. In dieser Sache kann der Arzt nur so viel leisten, wie er als Mensch selbst wert ist.
Die klinischen Lehrbücher bekümmern sich nur darum, dem begierigen Jünger der Gelehrsamkeit die Perfektion der Technik der Wissenschaft beizubringen. Sofern einer der Wissenschaft sich mit Leib und Seele verschreiben will, geht er zu einem Meister. Bei ihm, sofern er wirklich ein Meister ist, wird er nicht nur in die Geheimnisse der Forschung, sondern auch in die Geheimnisse der menschlichen Seele eingeweiht werden. Die klinischen Lehrbücher enthalten über den methodischen Gebrauch der Güte keine Anweisungen.
Das Anliegen der Heilung von Leiden braucht das intellektuelle Vergnügen an dem Adam der Wissenschaft nicht zu beeinträchtigen. Wenn die Wissenschaft einmal der Frage nachgehen wird, wo dieses Adams Grenzen liegen mögen, wird man auf der anderen Seite der Demarkationslinie etwas anderes finden als die Eiswüste des Unerforschten. Man wird auf das köstliche philosophische Problem des Lebendigen stoßen.
Sicher jedenfalls ist, daß die Fähigkeit, Leiden zu heilen, eine Eigenschaft voraussetzt, die selten geworden ist. Man kann dieser Eigenschaft keinen anderen Namen geben als den der Frömmigkeit. Ein Mann, der Leiden heilen will, muß dem Leben gegenüber eine gewisse, sehr menschliche Frömmigkeit haben. Daß es eine christliche Frömmigkeit sein müsse, erscheint nach allem, was seit Kaiser Karls V. Zeiten sich ereignet hat, als eine übertriebene Forderung. Aber Humanitas allein ist kein Ersatz für Religion. Sie muß etwas mehr sein als nur eine Überzeugung. Dieses Mehr ist jenes selbe Etwas, das dem Menschen, der die Leiden des Prometheus täglich erleiden, die Taten des Herakles täglich verrichten, die Last des Atlas ein Leben lang auf seinen Schultern tragen muß, hilft, seine augustinischen Schmerzen zu ertragen, wenn sonst ihm keine Hilfe wird.
Die Krise in der Medizin ist die Krise unserer Zeit. Freilich, eine Lösung dieser Krise von den Fortschritten der Wissenschaft zu erwarten, diese billige Hoffnung wird man aufgeben müssen.

Atom und Individuum

Der witzigste aller Dämonen, der Dämon der Sprache, hat der Wissenschaft einen Streich gespielt. Atom und Individuum sind Synonyma. Das eine wie das andere bedeutet das Unteilbare. Atom leitet sich von dem griechischen Wort, τέμνειν, teilen, Individuum von dem lateinischen Wort *dividere*, teilen, ab.

Wir haben erlebt, wie weit das unteilbare Atom zertrümmert werden konnte. Wir haben gesehen, was dabei mit zertrümmert wurde. So wird die Wissenschaft es uns nicht verdenken können, wenn wir, die atomgebrannten Kinder, die Unteilbarkeit des Individuums mit Mißtrauen betrachten.

Als die Sternphysik die Einheit des Universums gespalten hatte, wurde des Menschen Seele obdachlos. Das unendliche Große, das durch den Glauben faßbar war, wurde unfaßbar, und des Menschen Seele stürzte in das Nichts hinter den Spiralnebeln.

Auch die Ratio stürzte schließlich ins Nichts und verlor sich in den unendlichen leeren Räumen, die zwischen Elektron und Atomkern sich erstrecken. An dieser Sache ist das Erstaunliche, daß in den Atomen zwischen Größe und Entfernung der Teile die gleiche Verhältniszahl herrscht wie in den Sonnensystemen.

Diese Zahl ist das letzte Bindeglied zwischen der in das Nichts der Weltenräume gestürzten Seele und der in das Nichts der interatomaren Räume gestürzten Ratio. Eine erstaunliche Zahl!

Wer ist das nun, der ob dieser Zahl in Staunen gerät?

Es wäre verwunderlich, wenn der Mensch im Ablauf dieser großen Aktion von der Spaltung des Universums bis zur Spaltung des Atoms die Unverletzlichkeit seines Ich hätte hindurchretten können.

Wie das Universum, als die Wissenschaft es zum Objekt machte, seine Einheit verlor und in seine Bestandteile zerfiel, so zerfiel der Mensch. Unter dem Zugriff der Wissenschaft ist die Einheit des Menschen verlorengegangen.

Es war nicht nur die Biologie, die sich ihren eigenen Adam schuf. Jede Wissenschaft mußte sich aus dem Leben das Stück herausschneiden, das sie zum Objekt ihrer Untersuchungen machen wollte. So entstand neben dem biologischen Menschen der psychologische, der soziologische, der historische Mensch. In dem Maße, wie die Wissenschaft sich spezialisierte, wurde ihr Objekt spezialisiert. Das Objekt der inneren Medizin ist ein anderes als das Objekt der Chirurgie.

Gewiß sind alle diese Aspekte mögliche Aspekte des Menschen.

Auf der vieltausendjährigen Reise, auf der der Mensch sich selbst zu entdecken versuchte, haben wir durch die Methoden der Wissenschaft eine Menge aufregender Dinge über uns selbst erfahren. Freilich, als man an den Versuch ging, diese Aspekte miteinander in Verbindung zu setzen, stellte sich heraus, daß sie sich nur addieren ließen. Es ließ sich keine Mitte angeben. Keiner der Disziplinen der Wissenschaft konnte man einen Vorrang vor einer anderen geben. Wie wir fanden, daß es keine Hierarchie der Umwelten gibt, so gibt es keine Hierarchie der Wissenschaften. Jede Wissenschaft kann sich zur Mitte und alle anderen zu ihren Hilfswissenschaften machen. Allein die Philosophie ist den anderen Wissenschaften übergeordnet.

So haben im Zeitalter der Naturwissenschaft die einzelnen Fachgebiete ihre Verbindung untereinander immer mehr verloren. So stehen die Aspekte der verschiedenen Wissenschaften vom Menschen beziehungslos nebeneinander. Fügt man sie aneinander, zeigt sich, daß die Summe dieser Aspekte so wenig einen Menschen ergibt, wie die Summe der Scherben eines zerbrochenen Glases ein Glas ergibt.

Die Physiker erfanden, nachdem das Universum gespalten war, das Atom. Man nannte es den kleinsten Baustein der Materie und hoffte, daraus das Universum wieder aufbauen zu können. Das gleiche Unbehagen, welches die Physiker dazu veranlaßt hatte, das Atom zu erfinden, rief bei den Wissenschaftlern, die sich mit der Entdeckung des Menschen beschäftigten, das Bedürfnis hervor, dem Wesen ohne Mitte einen Namen zu geben.

Solange der Mensch nicht über den Menschen nachdenkt, ist seine Einheit nicht gefährdet. Sie wird gar nicht bemerkt. Es ging da so, wie es den Chinesen ging, bevor sie gezwungen wurden, über »den Chinesen« nachzudenken.

Die Chinesen hatten für ihr Land nicht einmal ein eigenes Wort. Sie nannten es Tien hsia – »Das, was unter dem Himmel ist«. Als sie von einigen von ihrer wissenschaftlichen Neugier unter ihren Himmel verschlagenen Dominikanermönchen darauf aufmerksam gemacht wurden, daß es außer ihnen noch mehr unter dem Himmel gäbe, mußten sie ihrem Land einen Namen geben. Sie waren großzügig und nannten es Tschung guo – »Land der Mitte«.

Die Wissenschaft vom Menschen hatte es nicht so einfach. Sie mußte ja gerade ein Wesen, das keine Mitte hatte, benennen. So wurde das Individuum erfunden.

Das Individuum hat sich als das geduldigste Wesen herausgestellt, das jemals auf dieser Erde in Erscheinung getreten ist. Es

steht ergeben wie ein Garderobenständer da, an welchem jede wissenschaftliche Disziplin ihren Hut aufhängen kann. Nur eben, es ist nichts so schwer unter einen Hut zu bringen wie siebzehn Hüte. Die Unteilbarkeit des Individuums zeigt eine verzweifelte Ähnlichkeit mit dem Atom, der anderen Unteilbarkeit der Wissenschaft. Der Unterschied besteht eigentlich nur darin, daß das unteilbare Atom erfunden wurde, um gespalten zu werden. Das unteilbare Individuum dagegen war schon gespalten, ehe es erfunden wurde.
Dieses Wesen ohne Mitte ist einer näheren Betrachtung wert. Es wurde früher gezeigt, daß der biologische Mensch eine wissenschaftliche Fiktion ist, die in keiner Wirklichkeit vorkommt. Ebenso sind natürlich der psychologische, der historische Mensch Fiktionen, welche für sich in keiner Wirklichkeit vorkommen. In der Wirklichkeit kommt nur der Mensch als Geschöpf vor.
So bescheiden er dastehen mag, dieser Mensch als Geschöpf, den die Wissenschaft nach ihrem Belieben zu ihrem Objekt macht, ohne daß er sich dagegen wehren kann, ist er doch ein unübersehbarer Vorwurf für diese, daß sie das große Vorbild aus dem Garten Eden noch nicht erreicht habe.
Mit dem Individuum hat die Wissenschaft vom Menschen ein Äußerstes versucht. Mit dem Individuum schuf sie die Krone ihrer Schöpfung. Auch das Individuum ist nur eine Fiktion, freilich die feinste und geistreichste, welche geschaffen werden konnte. Die Fiktion des Individuums ist umfassend genug, um alle anderen Fiktionen in ihr unterzubringen. Aber eben, dieses Wesen ist ein Mosaik. Es hat keine Mitte, und so hat es auch kein Schicksal.
Wes Geistes Kind das Individuum ist, läßt sich an einem sehr gewichtigen und an einem sehr leichten Beispiel zeigen.
In Deutschland nannte man nach dem ersten Weltkrieg die, welche von den Verwundungen des Krieges dauernde Störungen zurückbehalten hatten, die Kriegsverletzten. Man benannte damit den Vorgang im Perfektum. Man vermied es, zum Gegenstand der Benennung den Zustand zu machen, zu dem die Verletzung geführt hatte. Ob dies ein Ausfluß von Zartgefühl oder von schlechtem Gewissen war, bleibe dahingestellt. Der Zustand ist ohne Zweifel der Zustand der Verstümmelung. Die Italiener nennen die Verletzten des Krieges mutilati, die Verstümmelten.
Nach dem zweiten Weltkrieg werden die Verletzten in Deutschland Kriegsbeschädigte oder Kriegsversehrte genannt. Niemand bemerkt, daß die Zeitwörter »beschädigen« und »versehren« in der deutschen Sprache nur auf Sachen angewendet werden kön-

nen, wobei das Wort »versehren« noch dazu immer eine leichte Beschädigung bedeutet. Die Wörter Kriegsbeschädigter und Kriegsversehrter sind nun ganz sicher nicht Ausfluß von Zartgefühl. Es ist eine Beleidigung der Würde des Menschen, das Unglück eines Schicksals zu benennen, als ob es eine Sache betroffen hätte. Diese Wörter wurden erfunden von jenen, die nicht den Mut hatten zuzugeben, was sie angerichtet hatten, oder andere über das täuschen wollten, was geschehen war, die Verstümmelung von Menschen nämlich. Sie werden angewendet von jenen, die sich täuschen ließen und sich noch immer täuschen lassen.
Man kann sagen »ein Amputierter«. Aber man kann nicht sagen »ein amputierter Mensch«. Ein »Mensch mit einer Amputation« ist ein Verstümmelter. Aber, ein »amputiertes Individuum«, das kann man sagen. Dies könnte merkwürdig erscheinen, wenn wir nicht schon wüßten, daß das Individuum ohnehin nur zusammengesetzt ist, daß es keine Mitte, kein Schicksal und damit auch keine Würde hat.
Das leichte Beispiel schwebt auf dem Schaum einer Maß Bier. In einem sprachlich so kräftigen Volke, wie die Bayern es sind, ist Individuum eine Kränkung an der Grenze der Beleidigung. Von einem grantigen Stammgast des Bräus kann man, wenn er eine fragwürdige Variante eines Zeitgenossen charakterisieren will, die Formel hören: »In meinen Augen ist düsser Mönsch ein Individium!«
In der Ausdrucksweise eines grantigen Stammgastes des Bräus ist Individuum also etwas, was in der Wirklichkeit vorkommt. Wenn die Sprache, die alte Zauberin, uns einen solchen Wink gibt, dann heißt es aufpassen. Sie pflegt nicht mit Zaunpfählen zu winken. Sie liebt die Nuance.
Gibt es Individuen? Wenn man damit fragen will, ob es Menschen ohne Mitte und ohne Schicksal gibt, muß man die Frage bejahen.
Schicksal ist das, was droht. Trefflich formuliert ist das in einer ebenso albernen wie tiefsinnigen Definition der Gesundheit: »Gesundheit ist ein provisorischer Zustand, der nichts Gutes verspricht.« Wenn die Philosophen von Kierkegaard bis Heidegger auf dem Grund der Seele als entscheidendes Phänomen die Angst gefunden zu haben glauben, haben sie zwar diffizilere Formulierungen, um das auszudrücken, aber kaum treffendere Beispiele.
Der Mensch kann sein Schicksal herausfordern. Einen solchen bewundert die Menge, wenn er Glück hat, und verachtet ihn, wenn er gescheitert ist. Für den Weisen ist er allemal ein Tor. Für die Griechen war die Sucht, das Schicksal herauszufordern, eine Sün-

de, für die sie einen eigenen Namen hatten. Es ist die Hybris. Die deutsche Sprache nennt es Übermut, also mehr, als zu Mut gehört. Von den Griechen unterscheiden wir uns dadurch, daß Übermut zwar schon eine Untugend, aber noch keine Sünde ist.
Der Mensch kann dem Schicksal gegenüber sich wappnen. Auch diesem Vorhaben ist Geistesstärke angemessener als der animalische Drang zum Hamstern.
Der Mensch kann sein Schicksal ertragen. Die ganze Historie besteht aus einer Beschreibung von Schicksalen, welche großartig oder kläglich ertragen wurden. Dabei scheinen die glücklichen Schicksale weniger anziehend als die unglücklichen zu sein. Augustus hat sein glückliches Schicksal mit ebensoviel Grazie ertragen wie Cäsar sein unglückliches Ende mit Gelassenheit. Aber die Bewunderung für Cäsar ist größer als die für Augustus. Selbst Shakespeare hat mit Augustus nichts anzufangen gewußt. – Die letzte Möglichkeit endlich ist diejenige, welche uns angeht. Der Mensch kann versuchen, dem Schicksal auszuweichen.
Dieses ist eine Möglichkeit unserer Zeit. Man kann natürlich nicht dem Schicksal selbst ausweichen. Seine Schläge treffen so genau wie seit dem Tag, da Adam und Eva aus dem Garten Eden vertrieben wurden. Man versucht, die Wirkung des Schicksals durch eine List aufzuheben. Die Methode, den Wirkungen des Schicksals auszuweichen, ist die Versicherung. Sie geht im wesentlichen davon aus, nicht das Schicksal zu ertragen und nach seinem Sinn zu forschen, sondern ein Geschäft mit ihm zu machen.
Daß der Mensch sich fähig fühlt, mit dem Schicksal ein Geschäft zu machen, ist ein Fortschritt, den er noch nicht lange erzielt hat. Man stelle sich vor, was wohl Hiob zu einem Versicherungsagenten gesagt hätte, welcher ihn aufgefordert hätte, Kassenbeiträge zu zahlen, damit er für die Zeit seiner Leiden von der Allgemeinen Krankenversicherungsgesellschaft im Lande Uz Tagegelder ausgezahlt bekäme. Oder man stelle sich vor, daß Adam bei Lloyds eine Versicherung gegen Vertreibung aus dem Paradies abgeschlossen gehabt hätte. Wie verdutzt wohl wäre der Erzengel gewesen, wenn Adam, statt im Schweiße seines Angesichts sein Brot zu verzehren, behaglich seine Rente verzehrt hätte.
Der Versuch des modernen Menschen, mit dem Schicksal ein Geschäft zu machen, setzt eine eigentümliche Veränderung der Welt voraus, welche vorhergegangen sein muß, bevor die Idee der Versicherung gegen Schicksal ein so allgemeiner Erfolg werden konnte. Die alerten Agenten der Angst, die uns gegen zwei Prozent Provision überreden wollen, unser Leben zu versichern, mögen uns

die Aspekte ihrer Nützlichkeiten in noch so schillernden Farben vorführen, unseren Tod können sie nicht versichern. Der ist uns von höherer Stelle versichert. Vor kurzem noch konnte man an den erhabenen Ruinen jener Paläste vorbeigehen, welche die alerten Agenten in friedlicheren Zeiten aus den Ziegelsteinen der Angst des modernen Menschen aufgebaut hatten. Es war das Schicksal selbst, das aus den öden Fensterhöhlen schaute und von Zeit zu Zeit einen Ziegelstein ohne Provision dem gegen nichts mehr Versicherten auf den Kopf fallen ließ. Aus den erhabenen Ruinen sind erneut chromblitzende Fassaden erstanden.

Die Veränderung der Welt, welche der Idee der Versicherung vorausging und sie erst möglich machte, ist ihre Verwandlung in eine ökonomische Welt. Unter dem ökonomischen Aspekt ist Versicherung etwas ganz Vernünftiges. Denn sicher ist es vernünftig dafür zu sorgen, daß ein Mensch, wenn er krank wird, nicht auch noch hungern muß. Aber es ist nicht der Mensch in der Vollständigkeit seiner Humanitas, den man versichert. Es ist das soziologische Individuum, welches versichert wird, und das soziologische Individuum ist eben nur eine der vielen möglichen Facetten des Individuums. Wenn man die Welt unter dem soziologischen Aspekt betrachtet, hat sie auch nur soziologische Schicksale. Die Folgen von soziologischen Schicksalen lassen sich mit Geld ausgleichen, aber eben nur diese.

Das soziologische Individuum mag nach der Bedeutung des Wortes Individuum unteilbar sein, aber es ist selbst nur ein Teil. Es hat an der Vollständigkeit der Humanitas nur einen Anteil, und zwar nur einen sehr kleinen. Es ist ohne Glauben, auch wenn es den Buddha der Versicherung mit tieferer Inbrunst anbetet, als jemals chinesische Mönche in einsamen Gebirgsklöstern den Prinzen Gautama angebetet haben. In Buddhas Bauch wohnt nach dem Glauben der Chinesen die Weisheit. Heute trägt den Bauch der Generaldirektor.

Das soziologische Individuum hat in der Kunst des Überlebens nur so lange eine Chance, als die ökonomische Welt besteht, in die es sich vor seinem Schicksal geflüchtet hat. Das Bemühen der Menschheit, solchen von ihr geschaffenen Welten Dauer zu geben, ist von der Geschichte bisher immer vereitelt worden.

Nachdem die Menschheit um 1500 im Glauben schwach geworden war und die mittelalterliche Welt auseinandergefallen war, hat die Wissenschaft sich bemüht, die Welt wieder zusammenzubauen. Wenn die Ratio dabei das Individuum schuf, die Fiktion des Unteilbaren, also die Fiktion gerade dessen, was verlorengegangen

war, müssen wir uns fragen, ob sie damit nicht eine Aufgabe erfüllt hat, welche die List der Vernunft ihr gestellt hatte, ohne daß die Wissenschaft sich dessen bewußt geworden wäre.
Es geschah ja nicht nur, daß die wissenschaftliche Ratio den Begriff des Individuums schuf. Der Mensch, der sich dem Leben in seiner Fülle nicht mehr gewachsen fühlte, etablierte sich als Individuum.
Eines Tages begegnete das ökonomische Individuum dem biologischen Individuum. Es war eine Liebe auf den ersten Blick. Die wissenschaftliche Medizin hatte sich als das Wesen, an dem sie ihre Untersuchungen anstellte, das biologische Individuum geschaffen. Es ist ein Wesen ohne Schicksal. Das Leben hatte dem Menschen erlaubt, sich als ökonomisches Individuum zu etablieren. Auch das ökonomische Individuum ist ein Wesen ohne Schicksal. Beide sind aus derselben Ursache entstanden, der Obdachlosigkeit des Menschen als Geschöpf. So scheinen diese beiden Wesen geradezu füreinander bestimmt zu sein. So haben sie sich eines des anderen bemächtigt.
Jene, die noch immer mit so viel rührendem Aufwand das Lendentuch des Lazarus der Statue der Wissenschaft um die kalten Marmorhüften drapieren, wollen nichts Rechtes davon wissen. Aber das Leben in seiner tiefen Vernunft ist stärker als Vorurteile und Ansprüche.
Tatsächlich paßt die moderne biologische Medizin ausgezeichnet zu dem ökonomischen Individuum, welches sich ihr anvertraut.
Nachdem die wissenschaftliche Medizin das Schicksal mit so viel gelehrter Sorgfalt aus ihrem biologischen Individuum eliminiert hat, bietet ihr die Ironie des Lebens einen Patienten an, der ebenfalls vom Schicksalsaspekt der Krankheit sich aufs sorgfältigste durch Versicherung abgesetzt hat.
Vielleicht ist der Kassenpatient nicht der einzig mögliche, aber jedenfalls ist er ein geradezu idealer Patient der modernen biologischen Medizin. Es ist nicht ohne eine gewisse Komik zu sehen, wie wenig entzückt die Medizin von der Tatsache ist, daß der ihr in so idealer Weise adäquate Patient »nur« der Kassenpatient ist. So ertönen denn immer wieder von der Klagemauer der Romantik ergreifende Trauergesänge über die abhanden gekommene Würde des ärztlichen Standes. Die Priester der Würde bemerken nicht, daß sie, wenn sie das Phänomen des Kassenpatienten, der ein ökonomisches Individuum ist, ablehnen, auch das Phänomen des biologischen Individuums ablehnen müssen, welches doch die Grundlage ihrer ganzen Wissenschaft ist.

Die Kassenärzte unterdessen zeigen sich großmütig und leisten tüchtige Arbeit. Mag für Adrian Leverkühn die Salversanspritze keine Lösung sein, für den Kassenpatienten ist sie ein überzeugendes Beispiel der Leistungsfähigkeit der modernen wissenschaftlichen Medizin. Es ist nichts als ein romantisches Ressentiment, wenn immer noch die Partei der Klagemauer die Medizin der Kassenpraxis als eine mindere Medizin darzustellen versucht. Der moderne Kassenarzt hat, wenn er sich auf sein Handwerk versteht, die Möglichkeit, seinen Patienten an allen Vorteilen der modernen Diagnostik und Therapie teilnehmen zu lassen. Wenn der moderne Kassenarzt darauf verzichtet, das Schicksal des Patienten zum Gegenstand seiner Aufmerksamkeit zu machen, verzichtet er nur auf etwas, was der Patient selbst schon aufgegeben hatte, als er mit dem Schicksal ein Versicherungsgeschäft zu machen sich entschloß. Die Schöpfung der Fiktion des biologischen Individuums durch die Wissenschaft ist so rechtzeitig erfolgt, daß, als das ökonomische Individuum der Wissenschaft in die Arme lief, sie seinen Bedürfnissen gerecht werden konnte. Die in ihrer Perfektion am weitesten fortgeschrittene Disziplin der wissenschaftlichen Medizin ist auch diejenige, welche die Klagemauer am weitesten hinter sich gelassen hat. Es ist die Chirurgie. Mit einem Minimum an Ressentiment verbinden die Ingenieure des Skalpells ein Maximum an Effekt. Die Wunder, die sie verrichten, sind so, daß man nicht an sie zu glauben braucht, man kann sich von ihnen überzeugen. Die Chirurgie und ihr Patient ist das am weitesten entwickelte Beispiel für die erstaunlichen Entsprechungen zwischen den Möglichkeiten der Wissenschaft unserer Zeit und den Bedürfnissen des Individuums unserer Zeit.
Dieses Individuum freilich ist nicht dasjenige Wesen, welches über die Gleichheit der Maßverhältnisse in Atomen und Sonnensystemen in Erstaunen gerät. Glücklicherweise gehört das Erstaunen über die Wunder der Schöpfung nicht zu den Symptomen des Menschen, welche der wissenschaftlichen Behandlung bedürfen.

Das Schnupftuch des Paracelsus

Erfolge vernebeln die Zusammenhänge. Darum pocht man auf Erfolge. Es ist aber nur der harte, etwas schmerzhafte Knöchel des Affektes, mit dem man auf Erfolge pocht. Der Wurm des Argumentes sitzt im Holz. Wenn er das Pochen hört, verhofft er eine Weile, um dann um so eifriger weiterzubohren.

Die Begeisterung, mit der das ökonomische Individuum sich des biologischen Individuums der Wissenschaft bemächtigt hat, war der Ausgangspunkt bemerkenswerter Erfolge.
Von dem, was die moderne wissenschaftliche Medizin zu leisten vermag, kann man eine Liste aufstellen, die den Ärzten wie der Wissenschaft in gleicher Weise zum Ruhm gereicht. Das Verschwinden fast aller großen Seuchen, die fortschreitende Ausrottung der Geschlechtskrankheiten, die Herabsetzung der Säuglingssterblichkeit, die Serumbehandlung der Infektionskrankheiten, das Insulin, die von Jahr zu Jahr wachsenden Erfolge im Kampf gegen den Krebs und als Folge von allem diesem die erstaunliche Verlängerung des Lebensalters des modernen Menschen, ist wahrhaftig eine Liste von Erfolgen, auf die man pochen kann. Sie läßt sich beliebig verlängern.
Die Sozialversicherung hochentwickelter Industrieländer schuf die experimentelle Möglichkeit, die Kranken einer ganzen ökonomischen Gemeinschaft ziemlich vollständig zu erfassen. In alten Zeiten wurde es einem berühmten Arzt immer hoch angerechnet, wenn er auch Arme behandelte. In der ökonomischen Welt entfällt diese Notwendigkeit der Caritas. Ein wenig vom alten Stil dieser Caritas haben noch die Polikliniken der großen Universitätskrankenhäuser bewahrt. Hier noch drängt sich die Menge der Leidenden in ewig zu kleinen, schlecht gelüfteten Räumen in der poweren Atmosphäre der alten Spitäler, aber behandelt von der Elite der Wissenschaft, den besten Schülern der besten Lehrer. Was die Qualität der Therapie anbelangt, hat der bescheiden und geduldig im Auf und Ab des überfüllten Morgens auf seinem Schemelchen hockende Patient keinen Nachteil gegenüber dem im seidenen Schlafrock durch die gedämpften, mit Palmen bestandenen, mit Gummi belegten Flure der Privatstation wandelnden Luxuspatienten. Im Moralischen hat er große Vorteile.
Unter den Palmen wandelt der Zweifel. Auf dem Schemelchen hockt das Vertrauen. Freilich, der Zweifel zweifelt an einer Sache, zu der er ruhig Vertrauen haben könnte. Das Vertrauen wiederum vertraut auf eine Sache, an der sogar die Ärzte zweifeln sollten.
Der Zweifel zweifelt an der Tüchtigkeit der Ärzte, wozu wenig Grund vorliegt. Das Vertrauen vertraut auf die Zuverlässigkeit der Grundlagen der wissenschaftlichen Medizin, wozu noch weniger Grund vorliegt.
In seinem guten Glauben geht der kleine Mann auf seinem Schemelchen mit den Jüngern der Wissenschaft konform. Zur Belohnung wird er von ihnen geliebt. Es gibt keinen Arzt, der sich in

der Skepsis seiner reiferen Jahre nicht mit einer gewissen Rührung des Mannes auf dem Schemelchen erinnerte, an dem er seine Wissenschaft erlernte.
Was hat es mit dem guten Glauben der beiden auf sich? Wenn ein Mensch krank ist, ist das, was eintritt, eine Störung im Kern des Lebendigen. Daß immer der Kern des Lebendigen betroffen ist, erhellt daraus, daß jede Krankheit die Möglichkeit des Verlöschens des Lebens enthält. Wenn man das Wesen des Lebendigen vollständig erklären könnte, wäre man in der Lage, auf optimale Weise dieses Lebendige gegen das zu beschützen und zu verteidigen was es bedroht.
So ist das Problem des Lebendigen das große Anliegen der wissenschaftlichen Medizin.
Nun geht die Wissenschaft immer so vor, daß sie über eine Sache, von der sie noch keine wissenschaftlich einwandfrei zu begründende Vorstellung hat, eine Hypothese aufstellt. Hypothese bedeutet Unterstellung. Es ist in der Geschichte der Wissenschaft zuweilen vorgekommen, daß ein genialer Kopf an Hand von nur wenigen Tatsachen eine Hypothese aufgestellt hat, deren vollständige Richtigkeit erst nach generationenlanger Forscherarbeit sich endgültig beweisen ließ.
Es gibt dafür kein glänzenderes Beispiel als die Entdeckung der Spektralanalyse durch Bunsen und Kirchhoff in Heidelberg im Jahr 1859. Jakob von Uexküll beschreibt uns diese Szene, die im wahrsten Sinn des Wortes zu den lichtvollsten Augenblicken in der Geschichte der Naturwissenschaft gehört. Bunsen, der nachmals zu so großem Ruhm gelangte Chemiker, lag ausgestreckt auf seinem Sofa und rauchte eine Zigarre. Seine Gedanken weilten bei den Versuchen, die sein Freund Kirchhoff im anstoßenden Laboratorium soeben ausführte. Kirchhoff war damit beschäftigt, das linienförmige Spektrum des Natriumdampfes mit dem bandförmigen des Kalklichtes zu vergleichen.
Da öffnete sich die Tür, Kirchhoff trat herein und sagte: »Du, Bunsen, das Kalklicht löscht das Natriumspektrum aus.«
Bunsen blieb ruhig liegen und entwickelte, ohne einen Augenblick seine Zigarre ausgehen zu lassen, in klaren Worten die Gesetze der Emission und Absorption des Lichtes. Das Rätsel der Fraunhoferschen Linien im Sonnenspektrum sei nun gelöst. »Wir erhalten durch sie Nachricht vom Zustand der Sonne, deren weißglühender Kern umgeben ist von einer Menge von Stoffen in Dampfform, deren Vorhandensein wir im einzelnen jetzt mit Sicherheit feststellen können.« Die Spektralanalyse war gefunden.

Nur selten ist die Wissenschaft so glücklich gewesen. Aber es ist nicht von entscheidender Bedeutung, daß eine Hypothese sozusagen auf Anhieb stimmt. Wenn man eine Hypothese hat, wird man, wenn man darangeht, sie zu beweisen, finden, was an ihr nicht stimmt, und die Hypothese so lange verändern, bis sie mit sämtlichen bekannten experimentellen Tatsachen übereinstimmt.
Die großen humanistischen Ärzte des 17. und 18. Jahrhunderts waren noch philosophisch geschulte Köpfe. Die Vollständigkeit des aristotelischen Weltbildes war verlorengegangen, aber sie wirkte noch immer nach als das Bedürfnis, an die Stelle der verlorengegangenen scholastischen Vollständigkeit eine rationale, wissenschaftliche Vollständigkeit zu setzen. Dazu kam noch ein zweites Bedürfnis, das moralischer Natur war.
Therapeutische Maßnahmen auf einen Kranken anzuwenden ist doch jedenfalls ein kühnes Unterfangen. Insofern Krankheit eine Störung im Kern des Lebendigen ist, muß ja auch die therapeutische Maßnahme, wenn sie überhaupt einen Sinn haben soll, auf den Kern des Lebendigen gerichtet sein. Der Erfolg, der die Wirksamkeit einer therapeutischen Maßnahme oder eines Medikamentes bewies, war immer nur eine einzelne Erfahrung. Das erschien diesen alten Ärzten nicht als zureichende Begründung, Therapie zu betreiben. Sie hatten das ganz richtige Empfinden, daß die ausübende Medizin, wenn sie Wissenschaft sein wollte, ihren Anspruch, den Kern des Lebendigen zu behandeln, auf eine wissenschaftlich umfassende Weise müsse begründen können.
Daß das Problem des Lebendigen in diesem Stadium der Forschung noch nicht gelöst war – daran arbeitete man ja –, hätte dazu führen können, daß man auf das Anliegen einer umfassenden wissenschaftlichen Definition des Lebendigen verzichtet hätte. Aber Resignation in einer sowohl wissenschaftlich wie moralisch so wichtigen Sache erschien diesen philosophisch geschulten, humanistischen Köpfen unbefriedigend. Wenn das Problem des Lebendigen noch nicht gelöst war, mußte man doch wenigstens die bisher aus der Erfahrung oder aus dem Experiment bekannten Tatsachen zu einer Hypothese über das Wesen des Lebendigen zusammenfassen. So allein auch kam man zu einer moralisch zulänglichen Begründung für das kühne Unterfangen, auf den Kern des Lebendigen gerichtete therapeutische Maßnahmen in Gang zu setzen. Die Geschichte der biologischen Theorien des 17. und 18. Jahrhunderts ist eine Kette von geistvollen Schöpfungen.
In allen diesen Schöpfungen kam immer wieder das scholastische Bedürfnis zum Ausdruck, dem neuen, von der Neugier des Men-

schen entdeckten Kosmos der Naturwissenschaft jene alte Vollständigkeit zu geben, welche der Kosmos des Aristoteles gehabt hatte. Aber keine dieser geistvollen Schöpfungen ließ sich gegenüber den fortschreitenden Erkenntnissen der Biologie halten.
Je tiefer das biologische Wissen in die Geheimnisse der Natur eindrang, um so geringer wurde die Hoffnung, zu einer umfassenden Theorie vom Wesen des Lebendigen zu gelangen. Hier nun trat zu Anfang unseres Jahrhunderts etwas ein, was seit vierhundert Jahren sich nicht mehr ereignet hatte.
Die Neugier erlahmte.
Das war etwas in der Geschichte der Naturwissenschaft vollständig Neues. Während die tatsächlichen Erfolge der medizinischen Wissenschaft immer zuverlässiger wurden und sich auf immer neue Gebiete ausdehnten, wurde das Bedürfnis nach einer umfassenden Theorie des Lebendigen immer geringer.
Die Gründe dafür sind einfach. Nachdem um 1500 der Glaube in den Auflösungsprozeß der Säkularisierung geraten war, traf das gleiche Schicksal um 1900 den Humanismus, der, wenigstens im Bereich der Wissenschaft, die Nachfolge des Glaubens angetreten hatte. Die Scholastik war nach so vielen Jahrhunderten der naturwissenschaftlichen Erfolge schließlich in Vergessenheit geraten. Die Philosophie war eine historische Wissenschaft geworden. Man konnte ein großer und erfolgreicher Gelehrter der Wissenschaften vom Menschen sein, ohne ein philosophisch geschulter Kopf zu sein. Ein Philosoph wie Driesch zum Beispiel wirkte in der Biologie als Outsider. Seine solide fundierten wissenschaftlichen Experimente nahm die Wissenschaft ihm zwar ab, aber daß er auf diesen Experimenten, statt neue Experimente darauf aufzubauen, philosophische Überlegungen aufbaute, wurde nicht als Fortschritt der Biologie empfunden, sondern als eine zwar geistvolle, aber durchaus suspekte Angelegenheit.
Das moralische Bedürfnis, für ein so kühnes Unterfangen wie Anwendung von Therapie auf den Kern des Lebendigen eine zureichende moralische Begründung zu haben, verflüchtigte sich im Glanz der Erfolge. Es wurde Mode, hinsichtlich der Möglichkeit einer wissenschaftlichen Erklärung des Phänomens des Lebendigen einen gewissen vornehmen Pessimismus zur Schau zu tragen. Als Du Bois-Reymond, einer der Begründer der experimentellen Physiologie, sein berühmtes und nachmals so viel zitiertes »Ignoramus! – Wir wissen es nicht!« aussprach, hatte er in seiner »in ihrem wissenschaftlichen Gefühl so sicheren und siegesfrohen Zeit« damit keine andere Absicht gehabt, als eine der Festreden

des 19. Jahrhunderts wirkungsvoll abzuschließen. Dies aber wurde das bequeme Glaubensbekenntnis aller jener, die die Scholastik vergessen und das Bedürfnis nach moralischer Begründung ihrer Erfolge verloren hatten.

Dem entspricht auf die feinste Weise das plötzlich erwachende Interesse für die Geschichte der Medizin. Aber Interesse ist nicht Neugier. Dieses Interesse war ein Bildungsanliegen zweiter Hand. Man gab zwar mit nonchalanter Geste zu, daß die alten Ärzte nicht so ahnungslos gewesen seien, wie man geglaubt hatte, aber selber war man ganz ahnungslos, daß man gerade den Punkt, in welchem jene überlegen gewesen waren, nicht bemerkte.

So wurde es eine vornehme Gewohnheit, mit einem Aphorismus des Paracelsus wissenschaftliche Äußerungen einzuleiten, welche dieser alte Heros der Therapie wahrscheinlich für baren Unsinn gehalten hätte. Aus dem Wust unhaltbarer Vorstellungen des Paracelsus destillierte man jene Ahnungen, welche er zuweilen über biologische Zusammenhänge gehabt hat. So bewundernswert diese Ahnungen an einem so frühen Zeitpunkt der Geschichte der Biologie sind, läßt sich doch nicht bestreiten, daß von seiner Therapie für uns so gut wie nichts mehr zu brauchen ist. Das einzige dagegen, worin er noch heute Vorbild ist, ist nicht Gegenstand der Diskussion. Mögen die Vorstellungen, mit denen er seine Theorie des Arkanum, des Lebensstoffes, aufbaute, noch so überholt sein, worauf es hier ankommt, ist nicht die Richtigkeit der Hypothese, sondern die Einsicht, daß alle Therapie in der Luft schwebt, wenn sie nicht, nachdem eine Erklärung des Lebendigen noch nicht möglich ist, wenigstens durch eine Hypothese über das Lebendige begründet werden kann.

Während man beim heiligen Augustin zusammen mit seinen biologischen Irrtümern seine theologischen Weisheiten vergaß, beschäftigte man sich bei Paracelsus zwar mit seinen biologischen Ahnungen, aber auch nur, um darüber seine humanistischen Weisheiten zu vergessen.

Die wissenschaftliche Medizin fühlte sich dabei ganz behaglich. Je ferner das Ziel rückte, eine Erklärung des Lebendigen mit den Mitteln der experimentellen Biologie zu erlangen, um so berechtigter erschien der vornehme Pessimismus hinsichtlich dieses Zieles. Wenn aber die Biologie das Ziel aufgibt, das Lebendige entweder zu erklären oder wenigstens eine Hypothese für seine Erklärung aufzustellen, verliert die wissenschaftliche Medizin, die sich auf die experimentelle Biologie stützt, die Basis ihres therapeutischen Handelns.

Wie denn glaubt man, therapeutische Maßnahmen, welche sich auf den Kern des Lebendigen richten, begründen zu können, wenn man zugibt, daß man keine Ahnung habe, was das Lebendige sei, und sogar darauf verzichtet, es erklären zu wollen. Die Begründung der Kühnheit des gegen den Kern des Lebendigen gerichteten therapeutischen Handelns allein mit den Erfolgen mag bescheidenen empirischen Köpfen genügen, aber es ist die Wiederherstellung einer Gesundheit, die man nicht einmal definieren kann.

Wenn sich die wissenschaftliche Medizin damit begnügt, zu sagen, daß der Mensch gesund sei, wenn seine biologischen Funktionen normal verlaufen, mag das ihren wissenschaftlichen Bedürfnissen genügen. Aber jedenfalls ist das eine sehr niedrige Art von Gesundheit. Es ist die Gesundheit, die auch die Katze oder der Hammel hat. Da der Mensch mehr ist als nur ein biologisches Individuum, ist natürlich auch seine Gesundheit mehr als eine nur biologische Gesundheit. Die Gesundheit des Menschen zu definieren, geht über die Möglichkeiten der wissenschaftlichen Medizin hinaus.

Nimmt man den vornehmen Pessimismus der Gelehrten hinsichtlich des Phänomens des Lebendigen ernst, so befindet sich die medizinische Wissenschaft in der ironischen Situation, daß sie die Behandlung von Krankheiten weder wissenschaftlich noch moralisch begründen kann.

Das Schnupftuch des Paracelsus ist, diese Blöße der Wissenschaft zu bedecken, kaum geeigneter als das Lendentuch des Lazarus.

Die Ironie der Lage, in der sich die wissenschaftliche Medizin in diesem Punkte befindet, ist nicht so außergewöhnlich, wie es scheint. Die Technik der modernen Zivilisation ist in der gleichen Lage. Erst der Blick in den Abgrund, an den die ersten technischen Resultate der Atomphysik die Zivilisation geführt haben, hat die Fahnenträger des Fortschritts stutzig gemacht. Sie verhoffen zur Zeit, blicken melancholisch auf das Elektronengewimmel da unten im Abgrund des Nichts und denken wahrscheinlich über die Frage nach, ob sie nun mit der Fahne des Fortschritts einen falschen Weg gegangen sind, oder ob es vielleicht überhaupt eine falsche Fahne war.

In der wissenschaftlichen Medizin ist dieser Zustand des behaglichen Pessimismus vorüber. Das Problem des Lebendigen ist erneut zum Leben erwacht. Die wissenschaftliche Medizin ist aus ihrer Stagnation gerettet. Freilich, von ihren wunderbaren und nützlichen Erfolgen fasziniert, hat sie weder die Ironie ihrer Lage noch ihre wunderbare und nützliche Errettung daraus bemerkt. Es war die Philosophie, welche die aufregenden Erkenntnisse der Biologie über die physikalischen und chemischen Funktionen des Lebendigen zum Anlaß nahm, unter dem Aspekt eben dieser Erkenntnisse endlich wieder sich dem Wesen des Lebendigen zuzuwenden. Die bahnbrechenden Forschungen auf diesem Gebiet hat Hedwig Conrad-Martius geleistet.

So hartnäckig die Natur das Geheimnis des Lebens gegen die Neugier der Wissenschaft verteidigen mag, so wenig erlaubt sie ihr, hochmütig und auf empirische Erfolge pochend an diesem Geheimnis vorüberzugehen.

Der Stein der Weisen

Das Lebendige war für den mittelalterlichen Menschen ein einfaches Phänomen in einer einheitlichen Welt. Es ist die Wissenschaft der Physik, welche die Einheitlichkeit dieser Welt von der Mitte des 16. Jahrhunderts an zu zerstören begonnen hat. Zweihundert Jahre lang haben die gelehrten humanistischen Ärzte in dieser auseinanderfallenden Welt versucht, die Einheitlichkeit des Phänomens des Lebendigen zu bewahren.

Die Geschichte dieses heldenhaften Geisteskampfes ist die Geschichte der biologischen Theorien des 17. und 18. Jahrhunderts. Im Grunde ist dieser mit den Mitteln der Naturwissenschaft geführte Kampf um das Problem des Lebendigen der letzte Kampf der Scholastik gegen die Naturwissenschaft gewesen. Es wird der Medizin immer zum Ruhm gereichen, daß sie es war, die das Anliegen der Humanitas am längsten verteidigt hat. Die Irrtümer der Medizin des 18. Jahrhunderts waren menschlicher als die Wahrheiten der Medizin des 19. Jahrhunderts. Doch war der Versuch, die Einheitlichkeit des Lebendigen für die Biologie zu retten, von vornherein zum Scheitern verurteilt. Das trojanische Pferd befand sich schon innerhalb der Mauern.

Die faszinierenden Ergebnisse der Physik, welche noch dazu mathematisch so wohlbegründet waren, ließen nichts selbstverständlicher erscheinen, als daß die Biologie versuchte, sich der Erkenntnisse der Physik zu bemächtigen. Die Biologie ist die Wissenschaft vom Leben. Als das Lebendige in den Bereich seiner eigenen Wissenschaft geriet, wurde es jeder Frage würdig. Das Fragwürdigste dabei war, daß die Biologie sich allmählich vollständig der Herrschaft der exakten Naturwissenschaften unterwarf.

Indem die Wissenschaft vom Leben sich der Methodik der exakten Naturwissenschaften bediente, gewann sie den Vorteil, denjenigen Aspekt des Lebendigen, welcher physikalischen Gesetzen unterliegt, mit der Sicherheit physikalischer Methodik untersuchen zu können. Die wunderbare Fülle der Einsichten in das Geheimnis des Lebens, welche sich dabei ergab, verhüllte vollständig die Tatsache, daß diese Erweiterung der Erkenntnisse durch eine Beschränkung erkauft wurde, die Beschränkung nämlich auf den Aspekt des Lebendigen, welcher der Erforschung durch die Methoden der exakten Naturwissenschaften zugänglich ist. Je ausschließlicher die Biologie das durch physikalische und chemische Methoden erfaßbare Lebendige für das Wesentliche hielt, um so weiter entfernte sie sich vom Wesen des Lebendigen.
Während die Biologen des 18. Jahrhunderts noch gewußt hatten, daß das Lebendige seinem Wesen nach eine metaphysische Wurzel habe, verloren die Biologen des 19. Jahrhunderts diese Grundtatsache immer mehr aus dem Auge, bis sie schließlich einer vollständigen metaphysischen Blindheit zum Opfer fielen. Die Physik, die dem Leben zum Schicksal wurde, wurde auch der Wissenschaft vom Leben zum Schicksal. Die Biologie setzte auf die Karte der Physik. Die Medizin, welche auf dieser Biologie aufbaute, gab sich als »Schulmedizin« einen eigenen Namen.
Daß immer weitere und immer diffizilere Einsichten in meßbare funktionale Zusammenhänge des Lebendigen immer weiter von der Einsicht in das Wesen des Lebendigen wegführen sollten, war ein Gedanke, der im 19. Jahrhundert als reine Narretei erscheinen mußte. So ist es verständlich, daß die Schulmedizin, welche durch eben diese exakte Methodik so große und so zuverlässige Ergebnisse erzielt hatte, sich lange Zeit heftig dagegen zur Wehr gesetzt hat, andere, nicht auf exakter Naturwissenschaft aufgebaute Methoden in der Erforschung des Lebendigen zuzulassen. Solche Versuche wurden mit affektgeladener Erbitterung bekämpft. In dieser Affektgeladenheit enthüllte sich die Unsicherheit über die Berechtigung des Anspruchs, daß die allein mit der Methodik der exakten Naturwissenschaften arbeitende Biologie die einzige wissenschaftlich mögliche Lehre vom Leben sei. Am Bett des Kranken steht die Medizin dem Phänomen des Lebendigen in seiner physisch-metaphysischen Vollständigkeit gegenüber.
So wird die Schulmedizin seit langem schon von einer tiefen Unruhe bewegt. Ihre Sicherheit ist physisch. Ihre Unruhe ist metaphysisch. Das Gefühl dafür, daß man mit der Wissenschaft der modernen Biologie des Lebendigen nicht habhaft werde, ist nie-

mals erloschen. Daß dieses Gefühl richtig ist, wird der Medizin nicht nur von der modernen Physik, sondern auch von der modernen Philosophie auf das glänzendste bestätigt.

Die Schulmedizin hat ihr wissenschaftliches Schicksal mit dem Schicksal der exakten Naturwissenschaften verknüpft. So ist sie auch an den Einsichten beteiligt, die die Philosophie aus den Fortschritten der theoretischen Physik in den letzten fünfzig Jahren gewonnen hat. Die Physik hat eine Revision hinsichtlich der Verbindlichkeit, der objektiven Gültigkeit ihrer Aussagen, vornehmen müssen. In diesen Umsturz wird die Biologie unvermeidlich mit hineingezogen. Um die Wirkungen zu verstehen, welche die neuen Denkformen auf die Biologie ausüben werden, muß man sich mit diesen Denkformen vertraut machen.

Der mittelalterliche Mensch hatte es leicht, das Lebendige als einheitliches Phänomen zu empfinden. Er besaß eine vollständig befriedigende Theorie über das Wesen des Lebendigen. Sie steht im 1. Buche Mosis. Wenn man die Schöpfungsgeschichte einmal betrachtet, als ob sie eine wissenschaftliche Hypothese sei, muß man feststellen, daß sie die Forderungen, die an eine wissenschaftliche Hypothese gestellt werden, in idealer Weise erfüllt. Erklärt sie doch alle Phänomene des Lebendigen auf die vollständigste Weise und noch dazu aus einer einzigen Ursache heraus. Im Rahmen der Schöpfungsgeschichte als wissenschaftlicher Hypothese ist die Einheitlichkeit der Wissenschaft gesichert. Da es in diesem Rahmen für alle Dinge nur eine einzige Ursache gibt, hätten die Disziplinen der Wissenschaft keine andere Aufgabe, als die Phänomene ihres Bereiches auf diese Ursache zurückzuführen. Das gälte für die Disziplinen der Naturwissenschaft genauso wie für die der Geisteswissenschaft.

Tatsächlich haben sich alle Anstrengungen der abendländischen Wissenschaft anderthalbtausend Jahre lang auf dieses Ziel gerichtet. Bis 1500 hat es keine wissenschaftlichen Erkenntnisse gegeben, die die Gelehrten nicht mit der Schöpfungsgeschichte in Übereinstimmung zu bringen versucht hätten. Sie hatten dabei den Vorteil, daß an der Schöpfungsgeschichte, wie sie das 1. Buch Mosis mitteilt, keine Zweifel bestanden. Dieser Vorteil der alten Gelehrten ist der Nachteil, den die Schöpfungsgeschichte vom modernen wissenschaftlichen Standpunkt aus hat. Sie kann nicht bewiesen werden, sie muß geglaubt werden. Anderthalb Jahrtausende waren bereit zu glauben. Keine wissenschaftliche Hypothese hat es je auf ein so ehrwürdiges Alter gebracht.

Was den Beginn des Zeitalters der naturwissenschaftlichen For-

schung kennzeichnet, ist ein geistiger Vorgang, der die Quelle aller weiteren Problematik geworden ist.
Selbstverständlich kannte man auch vor 1500 schon Tatsachen, die sich mit der Schöpfungsgeschichte nicht in Einklang bringen ließen. Als erster hatte Abaelard im Anfang des Zeitalters der Kreuzzüge den Versuch unternommen, die Übereinstimmung zwischen Glauben und Vernunft zu beweisen. Thomas von Aquin hat dieser Aufgabe ein ganzes Leben gewidmet. Doch entstanden aus Widersprüchen zwischen Vernunft und Glauben, zwischen Wissenschaft und Offenbarung für einen Gelehrten jener Zeiten keine grundsätzlichen Schwierigkeiten. Wir können uns eben keine zulängliche Vorstellung mehr von der Sicherheit des Glaubens im Mittelalter machen. Man konnte immer annehmen, daß ein vorliegender Widerspruch nur scheinbar sei und seinen Grund in der Unzulänglichkeit der menschlichen Einsicht habe.
Gottesgelahrtheit unterschied sich von Menschengelahrtheit nur durch die Würde ihres Gegenstandes. Ein gelehrter Jünger der aristotelischen Naturwissenschaft der Scholastik zu sein, hinderte nicht, ein frommer Christ zu sein. Und doch war es dieser frommen Gelehrten Neugier, welche im Begriff stand, einen Pakt mit dem Teufel abzuschließen. Dieser Augenblick ist so aufregend, weil diese ersten Schritte es sind, aus denen mit einer Art grandioser Folgerichtigkeit die Anarchie unserer Zeit sich entwickelt hat.
Ob diese ersten modernen Forscher am Ausgang des Mittelalters eine Ahnung davon gehabt haben, was ihre Neugier im Ablauf der Geschichte für Folgen haben würde?
Irgendwann einmal im frühen Mittelalter muß angesichts eines Widerspruchs zwischen einer wissenschaftlich erkannten Tatsache und der Schöpfungsgeschichte einem gelehrten Gehirn die Vermutung entsprungen sein, ob es nicht auch so sein könne, daß die wissenschaftlich erkannte Tatsache richtig und die Schöpfungsgeschichte falsch sei. Dieser Gedanke war nicht so naheliegend, wie es uns heute, aus unserem historischen Überblick heraus, erscheint. Jedenfalls ist dieser Gedanke, der die Welt mehr verändert hat als alle Kriege der Geschichte, später in die Welt gekommen, als es nach dem Stand der Forschung möglich gewesen wäre. Die Entdeckungen des Kopernikus und die Entdeckungen Keplers über die Bewegungen der Planeten hätten ausgereicht, ernste Zweifel an der Schöpfungsgeschichte, wie sie in der Heiligen Schrift überliefert ist, zu begründen. Sie taten es aber nicht. Kepler hat keinerlei solche Zweifel empfunden. Ganz im Gegenteil glaubte

er, dem Geheimnis der Sphärenharmonie nähergekommen zu sein. Diesen Glauben hat er in einigen bewundernswerten Sätzen im fünften Buch seiner kosmischen Harmonie niedergelegt.

»Indem ich mich nun daran gemacht, dem menschlichen Verstand mit den Hilfsmitteln des geometrischen Kalküls in Gottes Schöpfungsweg Einblick zu verschaffen, möge der Urheber selbst der Himmel, der Vater aller Verstandeswesen, dem alle sterblichen Sinne ihr Dasein verdanken, er, der selber unsterblich ist, mir gnädig sein und mich davor bewahren, daß ich etwas über sein Werk berichte, das vor seiner Herrlichkeit nicht bestehen kann und unser Auffassungsvermögen in die Irre leitet, und er möge bewirken, daß wir der Vollkommenheit seiner Schöpfungswerke nacheifern durch Heiligung unseres Lebens...«

Diese Sätze verdienen, unter die großen Dokumente der Geschichte des westlichen Geistes aufgenommen zu werden. Die Versuchung der Erkenntnis ist an den Menschen herangetreten, ohne daß er etwas von ihrer luziferischen Hintergründigkeit geahnt hat. Als der Sohn Gottes auf dem Berg der Versuchung stand und alle Macht und Herrlichkeit der Erde erblickte, wußte er, daß es der Satan war, der sie ihm zeigte. Der Mensch, das spielende Kind der Schöpfung, hat nichts davon geahnt, daß der erste Kiesel, den es am Strand des großen Ozeans des Wissens aufhob, eine unvorstellbare Ballung des gefährlichsten Sprengstoffs war. Wenn auf irgendeine Weise der Entdecker der Gesetze der Planetenbewegungen Einsicht in die Auswirkungen hätte gewinnen können, die seinem neuen Wissen im Lauf der Geschichte bestimmt waren, welch ungeheurem Problem hätte er gegenübergestanden? Was wohl hätte der heilige Augustin dem Johannes Kepler für einen Ratschlag geben können, wenn Kepler mit dieser säkularen Sorge hätte zu ihm kommen können? Es scheint, als ob dieser Weg von vornherein uns auferlegt war. Wahrscheinlich hätte auch der heilige Augustin nicht gewußt, was er Kepler hätte sagen sollen. Schon der Apfel des Paradieses enthielt polymerisierte Glukosen und die l-Askorbinsäure, das antiskorbutische Vitamin C.

Selbst wenn wir einmal annähmen, Kepler hätte, in klarblickender Einsicht in die geschichtlich zu erwartenden Folgen seiner Entdeckung, sein Wissen als Geheimnis mit ins Grab genommen, es hätte nichts genützt. Jene Neugier, die Kepler veranlaßte, das geometrische Kalkül auf die Erscheinungen der Natur anzuwenden, war eine Neugier seines Zeitalters. Schließlich ist die Lehre von den Atomen schon im 4. vorchristlichen Jahrhundert von griechischen Philosophen aufgestellt worden. Die Kugelgestalt der

Erde war schon Aristoteles bekannt und um 200 v. Chr. mathematisch ziemlich genau berechnet worden. Roger Bacon, am Ende des Zeitalters der Kreuzzüge, hatte Experiment, Mathematik und Erfahrung als die Grundelemente der wissenschaftlichen Forschung bezeichnet.

Sogleich mit dem Beginn der modernen Forschung tritt eine Eigentümlichkeit naturwissenschaftlicher Erkenntnis zutage, die so allgemein ist, daß sie zu ihrem Wesen dazuzugehören scheint. Das ist ihre Anonymität. Mögen wir uns noch so rührend bemühen, mit historischer Sorgfalt den naturwissenschaftlichen Entdeckungen die Namen ihrer Entdecker zu verleihen, das ist nicht mehr als ein humanistisches Ressentiment. Ist eine naturwissenschaftliche Entdeckung einmal ausgesprochen, verliert der Entdecker jeden Einfluß auf sie. Vom Augenblick ihrer Mitteilung an steht sie jedermann zur Verfügung. So entstehen die Gebilde der Technik, die mit den Intentionen der Grundlagenforscher nichts mehr zu tun haben. Weder hat Heinrich Hertz, als er seine elektromagnetische Wellentheorie aufstellte, daran gedacht, das Radio zu erfinden, noch hat Max Planck, als er in der geheimnisvollen Zahl $h = 6{,}626 \cdot 10^{-27}$ erg. sec. eine allgemeine Naturkonstante fand, so etwas wie die Atombombe im Sinn gehabt.

Diese eigentümliche Anonymität naturwissenschaftlicher Entdeckungen liegt bei geisteswissenschaftlichen Entdeckungen nicht in der gleichen Weise vor. Bei einer geisteswissenschaftlichen Theorie verteidigt der Meister nicht nur die Theorie, sondern auch ihre Intentionen. Seine Schule setzt diese Verteidigung fort, wenn der Meister schon lange nicht mehr am Leben ist. So muß jeder neue Gebrauch einer geisteswissenschaftlichen Theorie die Zensur ihrer orthodoxen Vertreter bestehen. Andererseits vermögen die orthodoxen Vertreter einer Schule einen Irrtum über viele Generationen aufrechtzuerhalten, während naturwissenschaftliche Fortschritte, wie Planck einmal bemerkt hat, sich durchzusetzen pflegen, indem die Vertreter der alten Ansicht aussterben, während die Jüngeren sich von vornherein der neuen Wahrheit zuwenden.

Die Unkontrollierbarkeit der Verwertung naturwissenschaftlicher Erkenntnisse ist ein Dilemma, aus dem es keinen anderen Ausweg zu geben scheint als fromme Wünsche. Daß diese frommen Wünsche seit vierhundert Jahren nicht in Erfüllung gehen, läßt vermuten, daß es nicht die rechte Frömmigkeit ist, aus welcher sie entspringen.

Es läßt sich nicht genau sagen, wann zum ersten Male jener die alten Bindungen sprengende Gedanke aufgetaucht ist, daß ein Widerspruch zwischen einer naturwissenschaftlichen Erkenntnis und der Schöpfungsgeschichte durch Aufgabe der Schöpfungsgeschichte zugunsten der naturwissenschaftlichen Erkenntnis aufgelöst werden könne. Kepler entdeckte die Gesetze der Planetenbewegungen und glaubte, die Gesetze der Schöpfung Gottes gefunden zu haben. Galilei, fasziniert von der mathematischen Schönheit der Keplerschen Entdeckungen, baute diese Entdeckungen aus. Gleichzeitig mußte er erkennen, daß er die neuen Entdeckungen mit der Schöpfungsgeschichte nicht mehr in Übereinstimmung zu bringen vermochte.

Der Widerspruch zwischen Glaube und Wissen, der aus der Anwendung des geometrischen Kalküls auf die Natur entsprang, scheint nicht des Menschen Schuld zu sein. Kepler wandte das Kalkül auf Gottes Schöpfung an. Es war unmöglich für ihn, auch nur zu ahnen, daß dieses Wissen in einen durch Jahrhunderte unüberbrückbaren Widerspruch zum Glauben geraten würde. Galilei konnte nur feststellen, daß dieser Widerspruch da war. Wem von beiden könnte man eine Schuld beimessen? Schon in ihren Anfängen tritt die Anonymität naturwissenschaftlicher Erkenntnis charakteristisch in Erscheinung. Dieses Phänomen wird in dem Plädoyer, welches der Advocatus hominis sapientis am Jüngsten Tage zur Verteidigung des menschlichen Geschlechtes halten wird, zweifellos ein Argument von einiger Bedeutung sein.

So wurde, schon wenige Jahrzehnte nach Keplers Tod, der Widerspruch zwischen der naturwissenschaftlichen Erkenntnis und der Schöpfungsgeschichte das Problem eines großen Gelehrtendaseins. Die Wissenschaft hatte unterdessen Fortschritte gemacht. Heisenberg weist, mit einem Blick für kulturgeschichtliche Situationen, dessen Schärfe jedem Historiker zur Ehre gereichen könnte, darauf hin, daß zur Zeit Keplers das neue kopernikanische System dem alten ptolemäischen System noch nicht so besonders überlegen gewesen ist. Erst die zunehmende mathematische Durchdringung des kopernikanischen Systems machte seine physikalische Gültigkeit sozusagen evident. Damit war die Frage nach der physikalischen Struktur des Weltalls gestellt. Seit vierhundert Jahren hat diese Frage den forschenden Geist des europäischen Menschen nicht mehr ruhen lassen. Sie hat eine stupende Fülle von Erkenntnissen gebracht. Aber vierhundert Jahre auch wurde ein Irrtum mitgeschleppt, den erst die allerletzten erkenntnistheoretischen Einsichten der Atomphysik überhaupt zutage gefördert haben. Es ist der Irrtum über Wesen und Art der Gültigkeit physikalischer Aussagen. Die Gültigkeit physikalischer Aussagen hat, wie die Atomphysik zeigen konnte, nicht jenen Grad von Absolutheit, den die Schöpfer der klassischen Physik annahmen und annehmen mußten.

Für die Gründer der klassischen Physik war die Natur eine vorhandene Wirklichkeit, die der Mensch nur kennenzulernen brauchte. Sie hatten die metaphysische Hoffnung, durch ihre Wissenschaft den Halt am Ansichseienden zu gewinnen. In dieser Hoffnung lag die ganze Kraft der Ideen der klassischen Physik, und gerade diese Hoffnung wird sich, wie die philosophische Untersuchung der experimentellen Ergebnisse der Atomphysik zeigen konnte, niemals erfüllen. Sie beruhte auf dem Irrtum, daß der Geltungsbereich der Physik keine Grenzen habe. Es ist der fruchtbarste und zugleich gefährlichste Irrtum, dem der menschliche Geist jemals verfallen ist.

Die Aufdeckung dieses Irrtums ist ein geistesgeschichtliches Moment von der gleichen Bedeutung wie die Entdeckung des Widerspruchs zwischen Offenbarung und Physik. Die moderne theoretische Physik schließt jene Epoche der Naturwissenschaft ab, welche mit Kopernikus, Kepler und Galilei begonnen hat. Die Aspekte, welche dieser Abschluß für die Zukunft eröffnet, sind noch zu betrachten.

Zur Zeit des Galilei glaubten die Physiker, die Frage nach der physikalischen Struktur des Weltalls zu stellen, bedeute, die Frage nach der Wahrheit der Offenbarung zu stellen. Daß das gar nicht der Fall ist, weiß man, auf wissenschaftliche Weise, erst seit ganz kurzer Zeit. Es ist auch gar nicht möglich gewesen, daß der Mensch das eher hätte erfahren können. Daß Physik Grenzen habe, konnte man nicht wissen, bis man auf diese Grenzen stieß.

Der Glaube hat den Anspruch der Physik, die Frage nach der Wahrheit der Offenbarung zu stellen, niemals anerkannt und natürlich auch niemals anerkennen können. Daß die Physik einmal von sich aus diesen Anspruch aufgeben würde, wer hätte das in dem hochmütigen »Jahrhundert der naturwissenschaftlichen Weltanschauung« vermuten können!

Ein Gefühl dafür, daß die Ansprüche der Naturwissenschaft gegenüber dem Glauben weiter gingen, als der Wissenschaft zustehe, ist bei den großen Geistern der abendländischen Forschung niemals verlorengegangen. Auch das möge der Advocatus hominis sapientis bei seinem Plädoyer nicht vergessen.

Schon bei Galilei tritt der Konflikt zwischen Wissen und Glauben ins hellste Licht in der Legende vom »Eppur si muove«.

Wir wissen, daß Galilei in späteren Jahren seine wissenschaftliche Unterstützung des kopernikanischen Systems und der Entdeckungen Keplers über die Drehung der Erde um die Sonne widerrufen hat. Das ist historisch gesichert. Die Legende behauptet, daß er auf seinem Totenbett den Widerruf widerrufen habe mit dem Satz: »Und sie bewegt sich doch!« Diese Legende ist historisch nicht gesichert. Aber die Schildbürger der objektiven Wahrheit hängen sehr an ihr. Galilei wird damit zu einem Heros der Aufklärung gemacht. Es fragt sich, ob er das wirklich war. Es wird immer als selbstverständlich angenommen, daß der große Mann seine wissenschaftlichen Erkenntnisse unter dem Druck der Drohungen der Inquisition widerrufen habe. Es kann aber sehr wohl sein, daß es göttliche Zweifel waren, welche seine Brust bewegten, Zweifel, ob Wissenschaft nicht eine Versuchung des Teufels sei. Die erste Frucht, die der Mensch vom Baum der Erkenntnis gepflückt hatte, war jedenfalls eine solche Versuchung gewesen. Woher hätte man zu damaliger Zeit wissen können, daß nicht auch die neuen Erkenntnisse des Teufels wären. Gab es doch bemerkenswerte Autoritäten, welche dieser Meinung waren. Die Kardinäle des Inquisitionstribunals waren durchaus keine orthodoxen Fanatiker, sondern höchst aufgeklärte und naturwissenschaftlich hochgebildete Leute. Drei von ihnen waren so gescheit und so unsicher im Glauben, daß sie in nobler Toleranz das Urteil gegen Galilei nicht mit unterschrieben haben.

Wenn also neuerdings die Alternative aufgestellt worden ist, daß die Inquisition Galilei in die Lage gebracht habe, entweder ein Märtyrer der Wissenschaft zu werden oder ihr Verräter, kann man dazu nur sagen, daß diese Alternative die Möglichkeit vernachlässigt, daß Galilei wirkliche und echte Zweifel gehabt habe, ob die Physik des Himmels ihrer Sache so sicher sei, daß sie gegen die Wahrheit der Offenbarung auftreten könne.

Vielleicht hat schon Galilei eine Ahnung von den Folgen gehabt, welche entstehen könnten, wenn der Mensch die objektiven Wahrheiten der Erkenntnis, welche ein Plural sind, der Wahrheit der Offenbarung, welche ein Singular ist, entgegenstellt. Die Legende versucht, den Märtyrer der Wissenschaft zu retten. Aber die Ironie der Geschichte will es, daß Galileis Zweifel an der Objektivität der physikalischen Wirklichkeit ganz berechtigt gewesen wären. Die Konsequenzen der Quantenmechanik haben dazu geführt, auf die Erkenntnis einer objektiven physikalischen Wirklichkeit hinter den Erscheinungen zu verzichten. Damit hätten Galileis Zweifel einen quantenmechanischen Unterbau bekommen, den der große Italiener freilich zu damaliger Zeit so wenig voraussehen konnte wie Kepler eine gegen die Schöpfungsgeschichte gerichtete Folge seiner frommen Bemühungen.

Tatsächlich hätte ein moderner Atomphysiker begründetere Aussicht als Galilei, vor dem Inquisitionstribunal freigesprochen zu werden. Würde er doch, ohne Preisgabe der Theorie der Quantenmechanik, weniger behaupten, als Galilei seinerzeit behauptet hatte. Während die klassische Physik für die Möglichkeit der Offenbarung gar keinen Raum hatte, hat die moderne Physik ihre Grenzen so abgesteckt, daß sie zum Glauben nicht mehr in einem ausschließenden Widerspruch steht.

Es ist von nicht geringem Reiz, durch die Jahrhunderte zu verfolgen, wie die Ahnung von den Grenzen naturwissenschaftlicher Erkenntnis immer wieder auftaucht.

Wie aufschlußreich wäre es zu wissen, welche Gedanken den großen Lavoisier, den Schöpfer der modernen Chemie, an dem Tag bewegt haben, an dem er das Schafott der Französischen Revolution bestieg. Ob er wohl eine Vorstellung davon gehabt hat, daß die Schöpfung der modernen Chemie und die Entstehung der Französischen Revolution die gleiche Wurzel hatten, daß sie beide erst möglich und zugleich auch unvermeidlich geworden waren, nachdem die Neugier den Menschen aus dem magischen Paradies der mittelalterlichen Welt in das Fegefeuer der Moderne gelockt hatte.

Wenn der große Kant, der die Theorie der Erkenntnis auf eine so hohe Stufe gehoben hat, schließlich von dem gestirnten Himmel über sich spricht, ist das ein anderer Himmel als jener, der nach dem Newtonschen Gesetz der Gravitation geordnet ist. Es ist nicht jener Himmel, welchen des Menschen Geist erforscht, jener Himmel, in dem schreckliche Massen von Materie in entsetzlichen Geschwindigkeiten unbekannten Katastrophen zurasen. Es ist jener Himmel, dessen Schönheit des Menschen Seele bewundert, jener Himmel, von dem ein Zeitgenosse des Theoretikers der Erkenntnis sagt: »Die Sonne tönt nach alter Weise...«

Wenn der große Planck, der Schöpfer der Quantentheorie, am Ende seines bewundernswerten Gelehrtendaseins dazu gelangt, die durchgehende mathematische Harmonie des modernen physikalischen Kosmos mit Gott in einer Gleichung zu vereinigen, ist das zweifellos ein Beweis dafür, daß der große Planck keine geringere Seele hatte als der große Kant. Aber an den Grenzen des nichteuklidischen vieldimensionalen Kosmos ist die Autorität auch des größten physikalischen Genies unserer Zeit zu Ende. Die

Wahrheit der Offenbarung kann aus der Wahrheit der Mathematik nicht bewiesen werden.

Welch ein Schauspiel! Der Mann, der die wissenschaftlichen Voraussetzungen zur Zerstörung der Erde geschaffen hat, versucht am Ende seines Lebens, die Ordnung des Himmels zu retten. Daß die Mittel, die er für diese Aufgabe aus seiner eigenen Wissenschaft zu gewinnen suchte, unzulänglich waren, ändert nichts daran, daß sein eigentliches Vermächtnis nicht die Atombombe ist, sondern eben diese Aufgabe, die wahre humanistische Aufgabe unserer Zeit.

Doch werden uns nicht diejenigen seiner Schüler weiterhelfen, die uns das artistische Kunststück vorexerzieren, wie man die Freiheit des Willens ganz bequem in der Diskontinuität der nicht mehr kausal gebundenen Atomreaktionen unterbringen könne. Dieses tiefe Problem der Scholastik, welches zugleich eine der Grundfragen der westlichen Zivilisation ist, läßt sich mit den mathematischen Tricks der Wahrscheinlichkeitsrechnung nicht lösen. Es wäre das nichts anderes als eine nur im Raffinement der Methode verbesserte Wiederauflage jenes billigen historischen Materialismus, der uns ein halbes Jahrhundert lang so unendlich gelangweilt hat.

Es ist ein Merkmal der Geistesgeschichte des 19. Jahrhunderts, daß dieses Jahrhundert immer wieder versucht hat, seine naturwissenschaftlichen Fortschritte in den Rang geisteswissenschaftlicher Einsichten zu erheben. Aber die naturwissenschaftlichen »Weltanschauungen« erwiesen sich jedesmal nach einer kurzen Blüte der Popularität als Froschperspektiven. Das ist die große Lehre, die das 19. Jahrhundert uns erteilt, daß es nicht möglich ist, von der Basis naturwissenschaftlicher Erkenntnisse aus eine vollständige Anschauung der Welt, eine Weltanschauung zu gewinnen. Der Prince de Broglie geht so weit zu sagen, daß er nicht einmal wisse, ob Wissenschaft an sich gut oder böse sei. Er bringt damit gelassen einen der tiefsten Zweifel unserer Zeit zum Ausdruck, und jedenfalls zeigt er, wie weit wir das 19. Jahrhundert hinter uns gelassen haben.

So ist die moderne Physik in fünfzig Jahren nicht nur von der Entdeckung des Radiums bis zur Kettenreaktion des Uranium 235 vorgedrungen. Sie hat auch den Weg zurückgelegt von dem Fortschrittsoptimismus Pierre Curies Anno 1905, »daß die Menschheit aus neuen Entdeckungen am Ende mehr Gutes als Schlechtes gewinnen wird«, bis zur Skepsis des Fürsten von Broglie Anno 1948, daß er nicht wisse, ob Wissenschaft gut oder böse sei.

Welch ein Weg! Der Weg des 20. Jahrhunderts! An seinem Anfang steht das ein wenig flache Behagen, mit dem die erfolgreichen Geheimräte des Fin de Siècle sich als Wohltäter der Menschheit feiern ließen. An seinem Ende steht das tiefe Unbehagen, das die Seele des großen Planck in seinen letzten Jahren bewegt hat.

So sehen wir, wie eine Ahnung davon, daß naturwissenschaftliche Erkenntnis Grenzen habe, den großen Geistern immer präsent gewesen ist. Aber die List der Vernunft hat dazu geführt, daß der erkenntnistheoretische Fortschritt, wie er sich in den neuen Denkformen der theoretischen Physik darstellt, nicht aus diesen Ahnungen sich entwickelt hat, sondern mit der Anonymität naturwissenschaftlichen Fortschritts, man möchte fast sagen, von selbst aus den mathematischen und logischen Konsequenzen der Analyse des physikalischen Experiments sich ergeben hat.

Physikalische Experimente waren es, welche von der Mitte des 16. Jahrhunderts an dazu führten, daß Zweifel an der umfassenden Gültigkeit der Offenbarung entstanden. Physikalische Experimente sind es, welche vierhundert Jahre später dazu führen, daß Zweifel an der umfassenden Gültigkeit der Naturwissenschaft entstehen. Damals kam man zu der Überzeugung, daß die Schöpfungsgeschichte die Erscheinungen der Welt nicht in einer für den menschlichen Verstand befriedigenden Weise erklären könne. In einer großartigen Bemühung machte der westliche Geist den Versuch, die Erscheinungen der Welt mit den Mitteln der Naturwissenschaft zu erklären. Das Ergebnis ist, daß auf diesem Wege eine umfassende und befriedigende Erklärung der Erscheinungen der Welt auch nicht zu erreichen ist. Das entscheidend Neue an der Lage von heute ist, daß diese Einsicht nicht von außen in die Naturwissenschaft hineingetragen worden ist, sondern mit ihren eigenen Methoden, und zwar mit den zuverlässigsten, mit den Methoden der Mathematik, gewonnen worden ist.

Der technische Ausbau der Errungenschaften der modernen theoretischen Physik hat die Bedrohung der Welt auf die Spitze getrieben. Gleichzeitig hat die theoretische Physik eine neue Wahrheit gefunden, eine Wahrheit, die den Menschen zwar einer jahrhundertealten Hoffnung beraubt, ihn aber auch von einem jahrhundertealten Irrtum befreit.

Der Kieselstein der neuen Wahrheit, den das spielende Kind der Schöpfung am Strand des großen Ozeans des Wissens gefunden hat – vielleicht ist es der Stein der Weisen. Freilich, es ist nicht das Gold der Schatzkammern, das man mit dem Stein der Weisen gewinnen wird. Die Menschheit bedarf dessen weniger als des Goldes der Erkenntnis. Die neuen Denkformen, die die theoretische Physik aus ihren Experimenten gewonnen hat, werden mit der Sprengkraft des Gedankens neue Wege der Erkenntnis öffnen. Vielleicht, daß einer dieser Wege die Menschheit aus der Eiswüste der Forschung in fruchtbarere und friedlichere Gefilde führen wird.

Von Assisi bis Bikini

Die Herrschaft des Menschen über die Natur reicht vom Wunder bis zum Experiment, von der vollkommenen Ergriffenheit des Herzens bis zur vollkommenen Kälte des Verstandes, von der Stunde in Assisi, da der heilige Franziskus den Vögeln predigte, bis zu dem Bruchteil jener Sekunde in Bikini, da eine Million der Geschöpfe Gottes im Meer zerrissen wurde. Der Bogen, der den heiligen Franziskus mit dem Commander-in-Chief of the Pacific verbindet, dürfte die Möglichkeiten des Menschen auf Erden überspannen.
Entschieden steht Johannes Kepler noch dem heiligen Franziskus näher als dem Oberbefehlshaber des Pazifik. Von Galilei kann man das schon nicht mehr sagen. Gewiß haben Galilei noch franziskanische Zweifel bewegt. Doch wußte er mit diesen Zweifeln nichts anzufangen. Das mittelalterliche Weltbild, das von der Offenbarung bestimmt gewesen war, war zerbrochen. Das Wesentliche an der Entdeckung, daß es mathematisch formulierbare Gesetze gab, denen die Natur zu gehorchen schien, waren nicht so sehr diese Gesetze selbst als die Folgen, die diese Entdeckung für das mittelalterliche Bewußtsein hatte. Auch das war nicht von entscheidender Bedeutung, daß diese Gesetze der Offenbarung zu widersprechen schienen. Das war von Wichtigkeit für diese frommen Männer. Aber schließlich durften sie annehmen, daß diese Widersprüche sich auflösen würden. Was war schon die bescheidene Einsicht eines Gelehrten in eine Verhaltensweise der Natur gegenüber der Autorität der Offenbarung, die zu erschüttern ja niemals in der Absicht dieser Forscher gelegen hatte. Von entscheidender Bedeutung war etwas, was diese Forscher gar nicht übersehen konnten, daß sie nämlich einen großen Bereich der Wirklichkeit entdeckt hatten, der außerhalb der Welt des Glaubens lag. Die Widersprüche, in welche die klassische Physik zur Offenbarung geriet, lösten sich durchaus nicht auf. Sie vergrößerten sich in unaufhaltsamer Weise. Die Gültigkeit der Gesetzmäßigkeiten der klassischen Physik, so sicher auf den Grundlagen der Mathematik

errichtet, schien unbezweifelbar. Die Gültigkeit der Offenbarung war unbezweifelbar. Der Widerspruch zwischen beiden konnte nicht überbrückt werden. Es entstanden zwei Welten, die sich nicht mehr miteinander vereinigen ließen.
Die Geschichte dieses Zwiespalts ist die Geschichte der westlichen Welt seit 1500. Die unheimliche Ironie dieser Entwicklung liegt darin, daß ihre Voraussetzung ein vom Menschen gefundener Irrtum ist, den der Mensch in überzeugender Weise nicht auflösen konnte. Die Auseinandersetzung zwischen der Wahrheit der Offenbarung und den Wahrheiten der Wissenschaft ist eines der erstaunlichsten Schauspiele, welche die Geschichte des menschlichen Geistes jemals geboten hat.
Der Bereich der Wirklichkeit, den die klassische Physik entdeckt hatte, begann, das Interesse mehr und mehr in Anspruch zu nehmen. Unser tatsächliches Leben, unser Leben in Zivilisation und Technik, spielt sich in diesem Bereich ab. Die Masten der Hochspannungsleitungen zeichnen das Bild der Landschaft des modernen Menschen. Daneben ragen die Türme der Kirchen, zu denen der Mensch so lange im Frieden Gottes aufgeblickt hat. Immer noch weisen sie zum Himmel. Während sie den Zorn der Blitze zur Erde leiten, leiten sie, wie Lichtenberg tiefsinnig und witzig gesagt hat, die Frömmigkeit der Gebete zum Himmel. Zu den Hochspannungsmasten aufzublicken, hat keinen Sinn. Die Leitungen verlaufen quer zum Himmel. Sie bilden elektromagnetische Felder, die weder Furcht noch Hoffnung, weder Blitze noch Gebete durchlassen. Sie umspannen die Erde mit dem Netz der Macht des Menschen über die Natur.
Die alte Form der Naturwissenschaft war etwas von der experimentellen Naturwissenschaft gründsätzlich Verschiedenes. Die alte Naturwissenschaft beobachtete die Natur und suchte sie zu deuten. Das Experiment stellt die Natur. Es zwingt sie zu Aussagen. Es entreißt ihr die Geheimnisse. Aber eben auch – es entreißt den Menschen seinem natürlichen Zusammenhang.
Diese grundsätzliche Verschiedenheit ist nirgends klarer zum Ausdruck gekommen als in dem Streit zwischen Newton und Goethe. Wohl ist Newton das Genie der Physik. Aber Goethe ist das Genie der Humanitas. Man kann den Gegensatz schon aus den Benennungen ersehen. Das eine ließ sich nur mit dem künstlichen Wort Optik benennen, das andere begnügte sich mit dem natürlichen Wort Farbenlehre. Würde man einen modernen Biologen mit dem schönen Wort Lebensforscher bezeichnen, was es doch heißt, so würde der zum Lebensforscher Ernannte vermutlich nicht besonders ent-

zückt sein. Müßte er doch fürchten, für einen Vertreter des Mazdaznan oder einer anderen obskuren Geheimlehre gehalten zu werden. Die experimentelle Biologie verträgt keinen anderen Namen als den, welchen sie sich gegeben hat.

Die Farbenlehre ragt als ein merkwürdiges Menetekel am Beginn des Jahrhunderts auf, das das naturwissenschaftliche genannt wird. Die klassische Physik hat nichts damit anzufangen gewußt. Die Farbenlehre wurde abgelehnt. Das war zwar schwierig, denn die Beobachtungen des Weimarer Naturforschers waren richtig und hielten einer Nachprüfung stand. Allerdings, sie widersprachen der Newtonschen Optik. Die Überzeugungskraft der rationalen, mathematischen Physik war zu damaliger Zeit schon so groß, daß dieses Argument genügte. Man hätte dem entgegenhalten können, daß, wenn die Farbenlehre auch den wissenschaftlichen Wahrheiten der Newtonschen Optik widersprach, sie doch nicht der Wahrheit der Offenbarung widersprach. Die Farben, die Adam erblickte, als er am sechsten Tag der Schöpfung die Augen aufschlug, sind entschieden die Farben Goethes und nicht die Farben Newtons. Für das 19. Jahrhundert war das kein Argument mehr. Und doch hätte es eines sein können. Nicht als ein großes Menetekel, aber doch als einen kleinen Meilenstein der Erleuchtung setzte Ernst Friedrich Apelt, ein Schüler des großen Physiologen Jakob Friedrich Fries, vor hundert Jahren eine Bemerkung, die die Schlußfolgerungen der Atomphysik aus ihren neuesten Experimenten vorwegnimmt:

»Die Kritik der Vernunft zeigt uns die subjektive Nebenordnung mehrerer Erkenntnisweisen, von denen eine jede Ansprüche an objektive Gültigkeit hat. Jeder Mensch besitzt nebeneinander verschiedene Vorstellungen von den Dingen, die einander zum Teil widersprechen würden, wenn sie Ansprüche daran machten, rein der Dinge wahres Wesen zu zeigen.«

Das freilich hat auch Goethe nicht gewußt. Auch er lehnte Newton ab.

Die ganze Problematik des durch die experimentelle Physik in die Welt gekommenen Widerspruchs kann man aus den Verhaltensweisen der beiden Forscher ablesen.

Newton hatte die Entdeckung gemacht, daß die Gesetze, unter denen die Bewegungen von Massen auf der Erde stehen, dieselben sind, welche die Bewegungen der Sterne im Himmelsraum beherrschen. Der Geltungsbereich der mathematischen Physik, die Erforschbarkeit des Kosmos waren schon vorher in weite Sternenräume vorgetragen worden. Was das Wesen der Newtonschen Ent-

deckung ausmacht, ist eine großartige Vermutung. Durch das Gravitationsgesetz war eine große Mannigfaltigkeit von Erscheinungen auf einige wenige mathematische Konstanten zurückgeführt worden. Newton durfte vermuten, daß es möglich sein müsse, die ganze Wirklichkeit in das mathematisch-physikalische System vollständig einzubeziehen. Zweihundert Jahre naturwissenschaftlicher Entdeckungen verwandelten diese Vermutung in eine immer größere Gewißheit. Wie hätte man von Newton erwarten können, daß ihm Zweifel an der absoluten Gültigkeit seiner physikalischen Wahrheiten hätten kommen können!
Newton war ein frommer Mann. Das Genie seiner Ratio, welche ihn zu so erstaunlichen Einsichten in die Geheimnisse der Natur befähigt hat, hat er als eine Gabe Gottes betrachtet. Den Raum, das letzte Geheimnis des Universums, nennt er das Sensorium Gottes. Für sein Gefühl war das Gravitationsuniversum in diesen Raum Gottes eingebettet. In dieser Ansicht ist wiederum ein Rest jenes aus der Physik niemals ganz verschwundenen Gefühls enthalten, daß der Kosmos hierarchisch gestuft sei. Insofern war Newton frömmer als Goethe. Doch war es eine Frömmigkeit, die aus der Vergangenheit stammte. Daß in einer mathematisch-physikalisch vollständig determinierten dreidimensionalen Welt für Gott kein Raum ist, das hat er noch nicht gesehen.
Für Goethe war der Raum nicht das Sensorium Gottes. Aber es war nicht das, was ihn an der Newtonschen Optik abstieß. Sein Verstand war umfassend genug, die physikalische Theorie der Newtonschen Optik zu begreifen. Was ihn davon abhielt, das überhaupt zu versuchen, war ein genialer humanistischer Instinkt. Dieser Instinkt wies in die Zukunft. Goethe ist der erste westliche Mensch gewesen, der ein Empfinden für das eigentümlich Inhumane der modernen experimentellen Naturwissenschaft gehabt hat. »Es ist ein Unglück, daß man durch Experimente die Natur vom Menschen abgesondert hat und bloß in dem, was künstliche Instrumente zeigen, die Natur erkennen, ja, was sie leisten kann, beschränken will.« Diese Bedenken hinsichtlich der Grenzen des Experimentes als eines Mittels der Erkenntnis hat die theoretische Physik Goethens bestätigt. Durch das Experiment wird der Mensch gar nicht der Natur habhaft. Wessen er habhaft wird, ist eine durch die Bedingungen des Experimentes künstlich veränderte Natur. Die klassische Physik, und mit ihr Newton, waren außerstande, das einzusehen. Erst die moderne Physik fand heraus, daß das Experiment seinem Wesen nach Grenzen habe. Schon aus diesem Grund ist das Vorhaben, mit Hilfe experimenteller Methodik

die Natur vollständig erfassen zu wollen, zum Scheitern verurteilt.
Wie richtig hat der Weimarer Naturforscher gesehen! In einer physikalisch vollständig determinierten Welt findet schließlich auch des Menschen Seele keinen Raum mehr zu weilen. Nichts kann uns das deutlicher zeigen als die Verlorenheit des Menschen in einer auf den Grundlagen der Physik errichteten Welt der technischen Zivilisation.
Es gibt für diese Verlorenheit kein eindrucksvolleres Symbol als das Bild eines elektromagnetischen Gesamtspektrums in einem modernen Lehrbuch der Physik.
Könnte Newton es betrachten, tiefes Entzücken über die vollkommene mathematische Schönheit dieses Gebildes würde ihn überkommen. Es reicht, ausgedrückt in den Zehnerlogarithmen der Wellenlängen in Ångström-Einheiten, kontinuierlich von der harten Gammastrahlung der radioaktiven Stoffe bis zu den elektrischen Wellen des Radios. Irgendwo zwischen log 3 und log 4 findet sich eine kleine schraffierte Säule. Sie zeigt die Ausdehnung des sichtbaren Spektrums an.
Der Meister der Physik, der in diesem Buch die Jugend lehrt, bemerkt dazu: »Das Licht, welches unser Auge als solches wahrnimmt, ist nur ein sehr kleiner Ausschnitt aus dem gesamten elektromagnetischen Spektrum, dessen Grenzen durch den engen Empfindlichkeitsbereich des Auges gegeben sind.«
Der enge Empfindlichkeitsbereich des Auges zwar ist empfindlich für die Schönheit der Welt vom gestirnten Himmel bis zum Lächeln eines Kindes, von den Tränen der Engel auf den Bildtafeln des Simone Martini bis zum Glitzern einer Forelle, die sich aus dem kalten, klaren Wasser in die Sonne schnellt. Aber er ist es nicht in Ångström-Einheiten.
Der Weimarer Naturforscher sagt einmal:

»Wär' nicht das Auge sonnenhaft,
Die Sonne könnt' es nie erblicken...«

Die elektromagnetische Physik dürfte kaum zu bewegen sein, diese zwei Zeilen für eine wissenschaftliche Aussage zu halten, und doch liegt ihr ein eigentümlicher physikalischer Sachverhalt zugrunde. Diesen Sachverhalt drückt die Physik auf folgende Weise aus: Der optische Wirkungsgrad einer Lichtquelle ist um so größer, je höher ihre Temperatur ist. Das heißt, je wärmer ein Körper ist, um so größer ist derjenige Teil seiner Strahlung, der in das sichtbare Gebiet der Strahlen fällt. Von einer nicht sehr warmen Lichtquelle, wie es etwa die Drähte unserer elektrischen Glühlampen sind, fällt nur ein sehr kleiner Teil der Strahlung in das sichtbare Gebiet. Dieser Anteil der sichtbaren Strahlung einer Lichtquelle an der Gesamtstrahlung wird immer größer, je wärmer die Lichtquelle ist. Dieses Ansteigen des Anteils der sichtbaren Strahlung mit der Temperatur der Lichtquelle geht aber nur bis zu einer bestimmten Höhe der Temperatur. Mit weitersteigender Temperatur nimmt der Anteil der in den sichtbaren Bereich fallenden Strahlung wieder ab. Dieses Optimum, dieser höchste für das Auge mögliche Wirkungsgrad einer Lichtquelle, liegt bei etwa 5000 Grad. Das ist ziemlich genau die Temperatur der Oberfläche der Sonne. Die Physik vermag diesen Sachverhalt mit den Symbolen der Mathematik in einer einfachen Kurve auszudrücken. Was sie nicht vermag, ist, diesen Sachverhalt in seiner eigentümlichen, auf den Menschen bezogenen kosmischen Ökonomie zu deuten. Es ist ewig schade, daß kein Eckermann uns überliefern kann, was der Weimarer Naturforscher gesagt hätte, wenn ihm dieser Sachverhalt bekannt gewesen wäre. Zweifellos ist da, in der Diskussion zwischen Optik und Farbenlehre, eine tiefsinnige Bemerkung verlorengegangen. So bleibt uns im Hinblick auf das elektromagnetische Gesamtspektrum nur der Trost, daß der Mensch wenigstens in den Benennungen noch eine letzte Bastion gehalten hat. Sowohl die ultravioletten wie die ultraroten Bereiche des elektromagnetischen Spektrums liegen immer noch diesseits und jenseits des Violett und des Rot, diesseits und jenseits der Grenzen der Goetheschen Farben, diesseits und jenseits des Menschen. In dieser Ausdrucksweise hält sich, den Physikern ganz unbewußt, ein letzter Rest von Erinnerung daran, daß auch die klassische Physik vom Menschen, der sie betreibt, nicht zu trennen ist.

So wenig die Optik etwas mit der eigentümlichen Beziehung zwischen der Sonne und dem Auge des Menschen anzufangen weiß, so wenig weiß die Optik etwas mit den Valeurs der Farben anzufangen. Das Rot der Gewänder auf Masaccios Bild »Wochenstube der Florentiner« ist das gleiche Rot wie das Rot der Strümpfe des Landknechts auf Grünewalds Tafel mit dem heiligen Mauritius. Aber Masaccios Rot strahlt Festlichkeit und Pracht der Nobili von Florenz aus, während das Rot Grünewalds in diese sacra conversazione hineinleuchtet, als wolle der Maler sagen, daß es trotz der Heiligen weiterhin eine Welt gebe, auf der noch Blut vergossen werde.

Die Deutung solcher Valeurs geht über die Möglichkeiten der

Newtonschen Optik hinaus. Die Farbenlehre vermag sie zu leisten. Die Physik lebt von dem Glauben an die sinngebende Kraft mathematischer Strukturen. Diese Grundvoraussetzung jeder exakten Naturwissenschaft überhaupt ist ein Glaube des Menschen. Dieser Glaube hat seinen Ursprung in der Entdeckung der mathematischen Bedingtheit der Harmonie.
Diese Entdeckung stammt schon aus der Antike. Sie wurde von der Schule des Pythagoras gemacht. Dem menschlichen Ohr erscheint eine Gesamtheit von Tönen dann sinnvoll und harmonisch, wenn in ihr einfache mathematische Beziehungen verwirklicht sind, obwohl diese Beziehungen dem Hörenden nicht bewußt werden. Mit Recht sagt Heisenberg, daß diese Entdeckung einer der stärksten Impulse in der Geschichte menschlicher Wissenschaft gewesen ist.
Für die klassische Physik ist es ohne Bedeutung, daß zwischen der Temperatur der Sonne und dem Empfindlichkeitsbereich des menschlichen Auges eine so verblüffende Beziehung besteht. Für die Physik ist das eben verblüffend, aber anfangen kann sie mit diesem Sachverhalt nichts.
Ebensowenig weiß die Physik etwas mit der Lage des Menschen im physikalischen Weltall anzufangen. Das moderne Lehrbuch der Physik sagt:
»Unsere Milchstraße besteht schätzungsweise aus einigen 10 000 Millionen Sternen und bildet im großen und ganzen eine flache Linse mit einem Durchmesser von 80 000 bis 100 000 Lichtjahren und einer größten Dicke von etwa 10 000 Lichtjahren. Die Sonne befindet sich weit außerhalb des Zentrums, etwa 30 000 Lichtjahre von ihm entfernt...« »Man schätzt, daß sich innerhalb der Reichweite unserer Fernrohre (etwa 500 Millionen Lichtjahre) rund 100 Millionen derartiger Milchstraßensysteme befinden.«
Daß angesichts eines solchen hoffnungslosen Grades von Verlorenheit die Menschheit aus Verzweiflung nicht Selbstmord begeht, wäre gar nicht zu begreifen, wenn der Aspekt der Sternphysik der einzig mögliche wäre. In diesem Rahmen ist das Vorhandensein der Erde mit ihrem organisch-biologischen Leben und dem Menschen an der Spitze mit seinem sonnenhaften Auge, seiner denkenden Vernunft und dem Glauben seines Herzens an die Güte der Schöpfung etwas vollkommen Unwahrscheinliches.
Es ist aber nicht nur unwahrscheinlich im naiven Sinn des Wortes, es ist auch unwahrscheinlich im mathematischen Sinn. Tatsächlich vertritt die moderne Sternphysik die Meinung, daß es nicht sehr wahrscheinlich sei, daß es unter den Milliarden von Him-

melskörpern ein Gebilde wie die Erde im Kosmos noch einmal gäbe. Man kann sich das folgendermaßen klarmachen. In der graphischen Darstellung des elektromagnetischen Gesamtspektrums ist der Bereich, in dem das Wort des Herrn »Es werde Licht!« Geltung hat, immerhin noch eine, wenn auch schmale Fläche. Zeichnete man in etwa dem gleichen Größenverhältnis wie das Bild des elektromagnetischen Gesamtspektrums eine Linie der Temperatur vom absoluten Nullpunkt bis zu den höchsten im Kosmos vorkommenden Temperaturen von vielen Millionen Graden, so würde die auf dieser Linie eingetragene Strecke, innerhalb derer organisches Leben überhaupt möglich ist, nur ein erst in vielfacher Vergrößerung überhaupt sichtbar werdender Strich sein. Voraussetzung dafür, daß es irgendwo unter den Milliarden der Himmelskörper noch einen gäbe, auf dem organisches Leben möglich ist, ist also die Erfüllung der Bedingung, daß, wenigstens in gewissen Gebieten der Oberfläche dieses Himmelskörpers, die Temperatur, die dem organischen Leben nach oben und nach unten Grenzen setzt, niemals über- oder unterschritten wird. Schon diese Bedingung allein schränkt die Möglichkeit organischen Lebens im Kosmos außerordentlich ein. Es gibt aber dieser Bedingungen eine große Zahl. Gäbe es irgendwo in einem Spiralnebel einen unserer Erde völlig gleichen Himmelskörper, und es fehlte auf diesem Stern nur ein einziges der Schwermetallsalze, würde dieser Stern für ein organisches Leben wie auf unserer Erde schon nicht mehr in Betracht kommen.

Die Biologie kann eine große Zahl von Voraussetzungen für organisches Leben aufzählen, aber sicher gibt es ihrer eine größere Zahl, welche wir noch nicht kennen. All diese Bedingungen, sowohl diejenigen, welche wir kennen, als auch diejenigen, welche wir noch nicht kennen, sind jedenfalls zur Zeit für die Erde gleichzeitig und vollständig erfüllt. Das biologische Dasein des Menschen auf seiner Erde setzt die Erfüllung all dieser Bedingungen voraus. Macht man sich nun die Vorstellung der Physik zu eigen, daß im Anfang die Materie im Weltall gleichmäßig verteilt war und die Sternsysteme sich erst allmählich gebildet haben, dann ist in diesem Zustand des Weltalls der Grad der Wahrscheinlichkeit, daß einmal das Auge eines Menschen voller Ehrfurcht zu einem gestirnten Himmel über einer bewohnbaren Erde aufblicken würde, zwar nicht unendlich klein, aber jedenfalls so klein, daß sie für den menschlichen Verstand nicht mehr vorstellbar ist.

Die Physik verzichtet darauf, ihre kosmische Theorie mit der Ehrfurcht des Menschen in Beziehung zu setzen. Sie betrachtet das nicht als ihre Aufgabe. Aber der Aspekt der Physik ist nicht der einzig mögliche. Vom Aspekt der Physik aus ist das Dasein des Menschen und seiner Ehrfurcht ein kosmischer Zufall, der sich einer physikalischen Deutung entzieht, ein Zufall, dem die Physik keinen Sinn zu geben vermag.

Betrachtet man aber einmal, durchaus im Rahmen der Vorstellungen der kosmischen Theorie der Physik, die Situation vom Menschen aus, dann ist sie einer Deutung zugänglich. Man könnte dann folgendes sagen:

Damit der Mensch auf Erden leben kann, hat sich die Natur, welche doch den Überfluß liebt, ausnahmsweise einmal des allersparsamsten Mittels bedient. Die Zahl der Bedingungen, die zusammentreffen mußten, damit eine Erde entstehen konnte, ist eine außerordentlich große Zahl. Das Laboratorium der Natur muß zu jenem Zeitpunkt, als die Materie noch gleichmäßig im Raum verteilt war, eine gewisse Größe gehabt haben. Je größer der Kosmos war, je größer die Masse der in ihm zunächst gleichmäßig verteilten Materie war, um so größer war die Zahl der Möglichkeiten künftiger Himmelskörper. Die Zahl dieser möglichen Variationen von Himmelskörpern mußte mindestens so groß sein, daß sie die Möglichkeit der Erde enthielt, die Möglichkeit des Zusammentreffens aller für eine Erde erforderlichen Bedingungen.

Diese Zahl am Anfang der Welt kann, nach den eigenen Lehren der Physik, nicht unendlich groß gewesen sein. Die moderne Sternphysik vertritt ja die Anschauung, daß der physikalische Kosmos endlich sei. So kann es also in ihm auch nur eine zwar über die Vorstellungskraft des menschlichen Verstandes hinausgehende, aber mathematisch doch nur endliche Zahl von Himmelskörpern geben. Wäre diese Zahl am Anfang der Welt, diese Zahl der möglichen Himmelskörper, so beschaffen gewesen, daß sie die Möglichkeit der Erde nicht enthalten hätte, hätte die Erde nicht entstehen können.

Kennten wir die Zahl der Bedingungen, welche die Voraussetzung für ein organisches Leben im Kosmos sind, könnten die Mathematiker ausrechnen, wie groß die Zahl am Anfang der Welt, die Zahl der möglichen Variationen von möglichen Himmelskörpern, gewesen sein muß, um die Wahrscheinlichkeit der Entstehung der Erde zu enthalten. Die Sternphysiker sind der Meinung, daß es nicht sehr wahrscheinlich ist, daß es im Kosmos noch eine zweite Erde gibt. Haben sie recht, so würde das besagen, daß die große Zahl am Anfang der Welt, die Zahl der möglichen Variationen von Himmelskörpern, die Erde nur einmal enthalten hat. Das wieder würde bedeuten, daß die Natur, um die Erde mit dem Menschen entstehen zu lassen, sich des sparsamsten möglichen Mittels bediente – eines einzigen Weltalls nämlich. Wenn es, wie die Sternphysiker glauben, die Erde nur einmal gibt, ist das Weltall der für ihre Entstehung erforderliche Mindestaufwand.

Natürlich gibt es umfassendere und tiefere Deutungen. Doch braucht sich schon unter dem eben entwickelten Aspekt der Mensch nicht mehr ganz so hoffnungslos verloren zu fühlen in einem Kosmos, dessen fernste Sternennebel sich in einer Fluchtbewegung von ihm entfernen sollen, deren Geschwindigkeit sich der Lichtgeschwindigkeit $c = 300\,000$ km in der Sekunde nähert. Selbst mit diesen fernsten Nebeln noch verbände ihn eine durchaus humane Beziehung. Mindestens hätten diese fernsten Nebel noch die humane Bedeutung, eine mathematisch-statistische Voraussetzung der Existenz des Menschen zu sein.

Der Physiker, der in seinem Fach steckt, mag über eine solche Betrachtungsweise lächeln. Doch wird er kaum etwas gegen sie einwenden können, solange sich die Deutung nicht in logische Widersprüche zu seinen mathematisch gesicherten Feststellungen verwickelt. Deutung ist etwas ihrem Wesen nach anderes als mathematisch-physikalische Erkenntnis. In einer Wissenschaft der Deutung kann diese Zahl am Anfang der Welt genauso bedeutend sein wie der Temperaturgrad der Sonne für das menschliche Auge, die Harmonie des Dreiklangs oder die Gleichheit der Maßzahlen für Masse und Entfernung in Atomen und Sonnensystemen. Der Naturforscher in Weimar hätte dem Aspekt der fernen Spiralnebel als mathematisch-statistischer Voraussetzung der Existenz des Menschen sicherlich einige wohlwollende Augenblicke der Aufmerksamkeit gewidmet. Dieses Wohlwollen möge genügen.

Die Physiker am Ausgang des Mittelalters hatten eine neue Wirklichkeit entdeckt. Es war eine Entdeckung, deren Tragweite zu übersehen ihnen nicht gegeben war. Die wissenschaftliche Intention der Physik ging zunächst durchaus nicht in Richtung der Technik, sie ging in Richtung einer mathematischen Analyse der Natur unter dem Gesichtspunkt der Einheitlichkeit. Je umfangreicher die Kenntnisse über diese neue Wirklichkeit wurden, um so aussichtsvoller mußte der Versuch erscheinen, aus der Kenntnis des bekannten Teils der Welt ein Bild von ihren noch unerforschten Gebieten zu entwerfen. Diesen Versuch unternahm das Zeitalter der Naturwissenschaft. Aber die Kraft der Physik hat nicht ausgereicht, diesen Versuch gelingen zu lassen.

Es blieb nicht bei der Forschung. Der Weg der Entwicklung führte zur Technik. Wie ist es zustande gekommen, daß die Physik in der Welt Wirkungen so gewaltigen Umfanges, welche nichts mit den ursprünglichen Intentionen dieser Wissenschaft zu tun haben, in Gang gesetzt hat?

Noch einmal an dieser Stelle muß die Frage aufgeworfen werden, ob die Entwicklung so, wie sie sich abgespielt hat, unvermeidlich war. Schließlich hätte es sein können, daß der westliche Geist es vorgezogen hätte, sich der Farbenlehre statt der physikalischen Optik zuzuwenden. Dann wäre die physikalische Optik in Vergessenheit geraten, wie die Farbenlehre in Vergessenheit geriet. Ein solcher Vorgang ist geistesgeschichtlich vorstellbar. Gerade derjenigen wissenschaftlichen Theorie, die sich als so überaus fruchtbar erwiesen und dem Menschen eine so unerhörte Macht über die Natur gegeben hat, der Atomtheorie, ist es so ergangen.

Die Atomtheorie ist eine Schöpfung der Antike. Die wesentlichen Grundzüge der modernen Atomtheorie sind in der atomistischen Lehre des Leukipp und des Demokrit schon enthalten, die Überzeugung nämlich vom Aufbau der Materie aus kleinsten, unteilbaren Einheiten, den Atomen, denen nicht mehr die gewöhnlichen Qualitäten der Stoffe zukommen, und der Glaube an die sinngebende Kraft mathematischer Strukturen. Leukipp und Demokrit sind niemals widerlegt worden. Ihre Theorie geriet in Vergessenheit. Der Geist der Antike, so wissenschaftlich aufgeklärt und so neugierig er gewesen sein mag, wandte sich von diesen Fragestellungen ab, um, nach der Säkularisierung der alten Götter, die Welt des Christentums aufzubauen.

Um 1800 scheint ein solcher Vorgang nicht mehr möglich. Der Meister der Farbenlehre zwar steht in der Mitte zwischen dem heiligen Franziskus und dem Commander-in-Chief of the Pacific, aber er wußte, daß er auf einem verlorenen Posten stand. Er hat das Zeitalter der Technik kommen sehen:

»Reichtum und Schnelligkeit ist es, was die Welt bewundert und wonach jeder strebt; Eisenbahnen, Schnellposten, Dampfschiffe und alle möglichen Fazilitäten der Kommunikation sind es, worauf die gebildete Welt ausgeht, sich zu übertreten, zu überbilden und dadurch in Mittelmäßigkeit zu verharren. Eigentlich ist es das Jahrhundert für die fähigen Köpfe, für leicht fassende, praktische Menschen, die, mit einer gewissen Gewandtheit ausgestattet, ihre Superiorität über die Menge fühlen, wenn sie gleich selbst nicht zum Höchsten begabt sind.

Wir werden, mit vielleicht wenigen, die letzten sein einer Epoche, die so bald nicht wiederkehrt.«

Aber vielleicht werden wir die ersten sein einer Epoche, in welcher der Mann, der die treffendste Charakteristik eines Jahrhunderts gegeben hat, welches doch gerade erst begonnen hatte, mehr sein wird als eine verstaubte Gipsbüste in einem Pantheon, durch dessen zertrümmertes Dach der Himmel der Gravitation hereinschaut.

Was den Menschen auf den Weg der Technik getrieben hat, ist das Experiment. Das Experiment hat dem Menschen etwas gegeben, was er vorher nicht besaß. Es gab ihm Macht über die Natur. Diese Macht über die Natur ist ihm schließlich nicht nur zum entscheidenden Antrieb, sondern auch zum letzten Beweis der Richtigkeit seines naturwissenschaftlichen Denkens geworden. Nun ist gerade das eingetreten, was am wenigsten zu erwarten war. Die konsequente Verfolgung der Prinzipien der klassischen Physik, deren Richtigkeit durch eine so überwältigende Fülle von Tatsachen bewiesen schien, hat zu der Einsicht geführt, daß alle diese Tatsachen kein Beweis für die Gültigkeit der naturwissenschaftlichen Deutung der Welt sind.

Die Hoffnung des Menschen, mit den Mitteln der experimentellen Naturwissenschaft des Ansichseienden, einer objektiven Wirklichkeit hinter den Erscheinungen habhaft zu werden, muß begraben werden. Mit ihr wird der Irrtum des 19. Jahrhunderts begraben, daß die experimentellen Naturwissenschaften Beweise führen könnten, deren Kraft so weit über die Grenzen der Naturwissenschaft hinausreiche, daß sie Anspruch auf Gültigkeit in der Welt des Glaubens erheben könnten, der Irrtum, daß eine auf den Grundlagen der experimentellen Naturwissenschaften errichtete Biologie den Menschen zum Gegenstand habe, der Irrtum, daß die auf der Biologie errichtete Medizin der Vollständigkeit der Humanitas gerecht werden könne. Aus den neuen Denkformen, die den Zusammenbruch dieses Irrtums herbeigeführt haben, ergibt sich für die Welt die Möglichkeit, aus ihrer Anarchie herauszukommen.

Wenn man das Alter dieses Irrtums betrachtet, fürwahr, es muß ehrwürdig genannt werden, und seine Geschichte ist eine Geschichte der Ironie der Vernunft. Auf der Jagd nach einer Hoffnung zerstört der Mensch eine Welt, um schließlich statt durch die Erfüllung seiner Hoffnung durch die Zerstörung dieser Hoffnung belohnt zu werden.

Wie sehr verdienen jene Bewunderung, deren Hoffnung durch vier lange Jahrhunderte die Zerstörung eben dieses Irrtums war. Ihre Beständigkeit ist belohnt worden. Es zeigt sich, daß die Gärten der Frömmigkeit keine Schrebergärten sind, sondern unter der Obhut der Engel stehende gerettete Paradiese.

Sicherlich führt kein Weg zurück vom Commander-in-Chief of the Pacific zum heiligen Franziskus von Assisi, auch wenn sogar das Experiment von Bikini noch einen Rest von Humanitas enthielt. Die erste der geworfenen Atombomben war mit dem Bildnis der Rita Hayworth, der schönsten Frau Amerikas, geschmückt, so daß man sagen kann, daß die Million der Geschöpfe Gottes, die getötet wurden, ein jedes durch ein Partikelchen der Schönheit unserer Zeit getötet wurde. Doch ist schon viel damit gewonnen, daß dieses Experiment von einer Wissenschaft durchgeführt wurde, welche heute bereit ist zuzugestehen, daß die Frömmigkeit des heiligen Franziskus einem Bereich der Welt angehört, in welcher die Gesetze der experimentellen Naturwissenschaft keine Bedeutung haben. Daß in der Welt des heiligen Franziskus der Mensch seine Neugier befriedigen kann, ohne Gottes Geschöpfe zu töten, könnte den Oberbefehlshaber des Pazifik zum Nachdenken anregen.
Es kommt auf die Fragestellungen an.

Krankheitsbild der Technik

Die Atomphysik wird die Welt verändern. Diese Veränderung wird größer sein als jene, welche die klassische Physik seit 1500 hervorgerufen hat. Die Veränderung seit dem Ausgang des Mittelalters stellt sich dem modernen Menschen als der Fortschritt der technischen Zivilisation dar. An ihm wird die Veränderung gemessen. Es wird dabei gewöhnlich vergessen, daß die Technik ein Ergebnis und keine Ursache ist. Die eine Voraussetzung für die Entstehung der Technik waren die neuen Denkformen, zu denen die Schöpfer der klassischen Physik am Ausgang des Mittelalters vorgedrungen waren, jene neuen Denkformen, die dazu führten, die Natur nicht mehr zu betrachten und zu deuten, sondern durch das Experiment zu stellen und dadurch Macht über die Natur zu gewinnen.
Mit diesen neuen Denkformen befreite sich die Wissenschaft von der Herrschaft der Kirche. Es war aber nicht nur die Wissenschaft, welche sich von der Herrschaft der Kirche befreite. Auch die Wirtschaft wurde frei. Beide gerieten zunächst unter die Herrschaft des Staates. Max Scheler zeigt in seiner Soziologie des Wissens, wie Wissenschaft und Wirtschaft schließlich auch von der Herrschaft des Staates frei werden. Sie treten unmittelbar zueinander in Beziehung. Das ist die zweite Voraussetzung für die Entstehung der Welt der Technik. Die Technik ist das Kind eines wilden Zufalls, eines Konkubinats von Naturwissenschaft und Wirtschaft.

Wie der Drang nach Wahrheit, die Forschung, die Tugend der Naturwissenschaft ist, ist der Drang nach Macht, die Technik, ihr Laster. In keinem Augenblick der Entwicklung hat die naturwissenschaftliche Forschung, welche humanistische Ziele zu vertreten behauptet, sich darum bekümmert, daß die Verwertung ihrer Ergebnisse jede Art von Humanität schließlich zerstören muß.
Nichts ist erstaunlicher als die eigentümliche Blindheit der Naturwissenschaft für die Frage ihrer Verantwortung. Erst als die Forscher bemerkten, daß sie mit der Atombombe voraussichtlich selbst mit in die Luft fliegen würden, begannen sie, der Frage ihrer Verantwortung eine gewisse Aufmerksamkeit zuzuwenden.
Wenn die Veränderungen, die die Atomphysik in die Welt bringen wird, erörtert werden, spricht man fast nur einerseits von den Gefahren, andererseits von den technischen Fortschritten, die die atomphysikalischen Erkenntnisse zur Folge haben werden. Auf dem Gebiet des technischen Fortschritts ist nichts zu erwarten, was Johann W. Goethe oder Jacob Burckhardt nicht genauso langweilen würde wie die technischen Resultate, die die Erkenntnisse der klassischen Physik hervorgebracht haben.
Als der Buchdruck erfunden wurde, war es doch immerhin die Heilige Schrift, die der erste Gegenstand der neuen Technik wurde.
Als das Radio erfunden wurde, hatte man nichts, was durch diese Erfindung zu verbreiten sich gelohnt hätte. Sogar was die Musik anbelangt, besteht der erzielte Fortschritt im wesentlichen darin, daß man früher sich rasierte, wenn man Beethoven hören wollte, jetzt Beethoven hört, wenn man sich rasieren will. Man mußte, weil man ein Mittel der Verbreitung erfunden hatte, einen Inhalt dazu erfinden. Man erfand das Radioprogramm.
Der Einfluß der Atomphysik auf die Technik wird nicht interessanter sein, als es der Einfluß der alten Physik war. Was hinsichtlich des Einflusses der Atomphysik auf die Technik von Bedeutung sein wird, ist ein ganz anderer Zusammenhang. Die Atomphysik ermöglicht es zum ersten Male, Grenzen der Entwicklung der Technik aufzuzeigen. Die moderne Physik hat entdeckt, daß es Grenzen gibt, die mit dem Mittel des Experiments nicht mehr überwunden werden können. Damit macht sie klar, daß es für den Menschen Grenzen seines aktiven Verhaltens zur Natur gibt. In gewissem Umfang kann die Physik schon sagen, wo diese Grenzen liegen.
Die Kenntnis der Welt der Atome wird zu einer vollständigen Übersicht über die auswertbaren Kräfte in der Natur führen. Physische Kräfte, welche über die inneratomaren Kräfte hinausgehen,

gibt es in der Natur nicht. Schon die Ereignisse im Bereich der Mikrophysik greifen auf transphysische Bezirke über. Die Gesetzlichkeiten transphysischer Bezirke sind aber nicht mehr in mathematisch formulierbaren Naturgesetzen ausdrückbar. Damit liegen sie jenseits der Möglichkeit der Anwendung des geometrischen Kalküls auf die Natur, jenseits der Macht des Menschen über die Natur. Da das Wesen der Technik in der Beherrschung und Ausnutzung der physikalischen Kräfte der Natur liegt, ist damit eine Grenze der Möglichkeiten, die der Technik noch offenstehen, abgesteckt.

Daß die Möglichkeiten der Technik eine Grenze haben und daß die moderne Physik diese Grenze aufzuzeigen vermag, ist nicht zufällig. Der Rahmen, in dem Technik erst möglich wurde und sich entwickeln konnte, war die durch das Experiment erschlossene, neue, außerhalb des Glaubens liegende Welt der Physik. Solange die klassische Physik glaubte, daß diese Sphäre beliebig erweitert werden könne, solange konnte man annehmen, daß der Entwicklung der Technik keine Grenze gesetzt sei. Die moderne Physik hat ihren Geltungsbereich abgegrenzt und bestimmt. Damit ist der auf eben dieser Physik beruhenden Technik ihre Grenze mitgezogen.

Natürlich werden die praktischen Resultate der Beherrschung und Ausnützung der inneratomaren Kräfte gewaltig und sensationell sein. Aber diese Entwicklung wird nichts grundsätzlich Neues bringen, da in ihr nichts grundsätzlich anderes geschieht, als was im Bereich der Technik bisher schon geschehen ist, nämlich Beherrschung und Ausnützung der Kräfte der Natur. Grundsätzlich neu und einer der wichtigsten Züge der modernen Physik ist die Erkenntnis, daß die Entwicklung der Technik überhaupt eine Grenze haben kann. Die Hoffnung, die die Menschheit aus dieser Erkenntnis schöpfen kann, ist ein tröstlicher Ausgleich für die Furcht, die die Atombombe ihr einflößen muß. Wie das neue Denken der klassischen Physik von der Mitte des 16. Jahrhunderts an die Kultur zu zerstören begann, wird das neue Denken der modernen Physik von der Mitte des 20. Jahrhunderts an die technische Zivilisation zu zerstören beginnen. Hier die Fahne einer neuen Hoffnung zu hissen, ist wohlbegründet. Gründet diese Hoffnung sich doch auf eine der konstantesten Eigenschaften des Menschen, auf seine Neugier. Wenn das spielende Kind der Schöpfung die Möglichkeiten seines Spielzeugs Technik vollständig und nach allen Seiten hin durchgeprobt haben wird, wird es sich mit diesem Spielzeug zu langweilen anfangen. Dann wird es sich ein anderes suchen. Allein um dieser Hoffnung willen lohnt es sich weiterzuleben. Wenn der ungeheure Aufwand an Phantasie, Tatkraft, Intelligenz und Hartnäckigkeit, welche der Mensch bisher auf die Entwicklung der Technik verschwendet hat, einmal einem anderen Gebiet sich zuwenden wird, sind auf diesem Gebiet erstaunliche Ergebnisse zu erwarten.

Man darf nicht vergessen, daß die ungeheuerlichen »Fortschritte« die die Technik erzielt hat, eben doch nur Fortschritte im Rahmen der Sphäre der Technik waren. Die Technik war das Ergebnis eines neuen Gedankens, aber die Technik hat keinen neuen Gedanken als Ergebnis gehabt.

Die Fortschritte des Menschen in der Herrschaft über die Natur und ihre Kräfte, die »Erfolge«, die auf diesem Wege errungen wurden, festigten die Überzeugung, daß dieser Weg richtig sei, immer mehr. Genaugenommen – es wurde darüber gar nicht nachgedacht. Die fortschreitende Herrschaft des Menschen über die Natur förderte immer weiter den Irrtum, daß die Welt der Technik die einzig mögliche Welt sei. Erst nachdem die Zerstörung dieser Welt durch ihre eigenen Mittel eine unmittelbare Gefahr für den Menschen geworden ist, wird klar, daß an diesen Fortschritten irgend etwas nicht stimmt.

Immer einseitiger machte der Mensch die Naturwissenschaft zu seinem Lebensbereich. Je mehr er dabei seine Herrschaft über die Natur ausdehnte, um so mehr verlor er die Herrschaft über sich selbst. Die Welt ist heute nicht mehr weit entfernt von einer Lage, in der es möglich sein wird, daß ein einzelner Verbrecher den Planeten zum Untergang bringt.

Die Beschwörungen der Nächstenliebe, welche auf einmal von allen Seiten in Gang gesetzt werden von denen, die sich niemals den leisesten Gedanken darüber gemacht haben, aus welcher Quelle Nächstenliebe stammt, machen einen höchst lächerlichen Eindruck. Es sind fromme Wünsche, denen nicht nur Frömmigkeit, sondern auch Verstand fehlt. Die Möglichkeit des Mißbrauchs der Erkenntnis ist immer mit einer Handbewegung abgetan worden als eine Sache, mit der man nicht ernsthaft zu rechnen brauche. Dabei war nichts mit größerer Sicherheit zu erwarten als dieser Mißbrauch.

Der Glaube, der die Welt des Mittelalters beherrschte, beherrschte sie dadurch, daß er den Menschen beherrschte. Der wissenschaftliche Verstand, der der Nachfolger des Glaubens wurde, vermochte zwar die Herrschaft über die Natur anzutreten, aber die Herrschaft über den Menschen mußte er notwendig verlieren, da er sich von vornherein nur um einen ganz kleinen Ausschnitt der Möglichkeiten des Menschen bekümmerte. Die Herrschaft der Wissenschaft über den Menschen mußte um so schneller verlorengehen, je anarchischer der Bereich der Welt, der unter der Regie des wissenschaftlichen Verstandes stand, zu wuchern begann. Die harmonische Ordnung in der Seele des Menschen mußte dabei zum Teufel gehen. Solange der Mensch ausschließlich im Glauben lebte, gab es keine Anarchie. In der großartigen Welt, die auf dem Fundament des Glaubens errichtet worden war, in der Welt des Mittelalters, fühlte der Mensch sich aufgehoben. Die säkulare Sorge, die Kaiser Karl V. an seinem nächtlichen Kamin gegenübersaß, war die Sorge um den Bestand dieser Welt. Diese Welt ist nicht an den Fehlern, die sie in sich selbst enthielt, zugrunde gegangen, sondern an der wissenschaftlichen Neugier, die neu von außen in sie hineingebracht worden war.

Man möchte die Frage stellen, ob eine vollständige Rückkehr zum alten Glauben nicht eine Möglichkeit wäre, der Anarchie der Zivilisation wieder Herr zu werden. Aber das ist eine Utopie. Die Entdeckung der physikalischen Welt ist nicht wieder rückgängig zu machen. Sie kann, nachdem sie existent geworden ist, nicht wieder in den Zustand der Nichtexistenz zurückkehren. Sie könnte vielleicht in Jahrtausenden vergessen werden, aber auch dann würde sie, wie das erstaunliche Alter einiger Legenden der Menschheit zeigt, nicht im Zustand der Nichtexistenz sich befinden, sie würde dem Unterbewußtsein des Menschen angehören, aus dem sie immer wieder hervorbrechen würde.

Solange der Mensch im Glauben lebte, war sein Bewußtsein ungespalten. Auch Unglaube trieb den Menschen nicht aus der magischen Welt seiner Zeit hinaus. Die Negation spielte sich in derselben Sphäre wie die Bejahung ab. Wenn man nicht an Gott glauben wollte, glaubte man jedenfalls an den Teufel. Noch die Beziehungen des Geistes, der verneint, zum Herrn der Welten ist in ihrer sublimen Ironie ein letzter Glanz, den der letzte Großmeister des Humanismus auf die alte Welt des Mittelalters fallen läßt.

Erst als die physikalische Wirklichkeit entdeckt war, war diese Einheitlichkeit dahin. Von da an ist des Menschen Seele gespalten. Der Mensch hat zunächst gar nicht über die Mittel verfügt, dieser Lage Herr zu werden. Was ihm fehlte, war eine Kenntnis der Eigenschaften seiner erkennenden Vernunft. Daß der westliche Mensch in diesen vierhundert Jahren seiner Bewußtseinsspaltung nicht zugrunde gegangen ist, ist eines der Wunder der Geschichte.

Ordnungen menschlichen Zusammenlebens können nur auf moralischen Grundlagen errichtet werden. In einer geschlossenen, physikalisch-naturwissenschaftlich determinierten Welt ist aber für moralische Vorschriften gar kein Raum. Aus der technischen Welt der Zivilisation sind keinerlei Normen für das menschliche Zusammenleben zu gewinnen. Daß die Welt der technischen Zivilisation sich noch nicht vollständig in die ihr innewohnende Anarchie aufgelöst hat, hat sie nicht ihren eigenen Fortschritten zu verdanken, sondern der Tatsache, daß es ihr noch nicht gelungen ist, die alten, aus einer ganz anderen Welt stammenden Überlieferungen der Moral, die heute die Welt eben gerade noch zusammenhalten, völlig außer Kurs zu setzen. Sie ist aber auf dem besten Weg dazu.

Das Problem tritt sehr klar in der Problematik der Person des Forschers zutage. Zum ersten Male in der Geschichte der exakten Naturwissenschaft hat es sich ereignet, daß Männer der Wissenschaft davor zurückgescheut sind, weiter der Erforschung der wissenschaftlichen Wahrheit zu dienen. In den Vereinigten Staaten haben einige Atomphysiker sich geweigert, im Auftrage des Staates an der Entwicklung der Atomenergie weiterzuarbeiten.

Welch hinreißende Donquichotterie! Aber ein jeder, der darüber lächelt, lächelt über nichts anderes als über seine eigene Ahnungslosigkeit.

Diese Weigerung ist eine Fragestellung. Sie wirft die Frage nach der moralischen Position des modernen Naturforschers auf. Mit dem Hinweis auf die Fortschritte, denen sie dienen, können die Naturforscher niemand mehr von der Unangreifbarkeit ihrer moralischen Position überzeugen. Im Fortschritt der Zivilisation sind die Dinge, die der Menschheit zum Besten dienen, auf eine notwendige und unvermeidliche Weise mit denen gekoppelt, die ihr zum Schlechtesten dienen.

Die Wahrheitsdienstverweigerer haben aus der Einsicht in die notwendige und unvermeidliche Koppelung der menschlichen und der unmenschlichen Möglichkeiten, die sich aus den Fortschritten von Naturwissenschaft und Technik ergeben, eine höchst vernünftige Konsequenz gezogen. Sie sind die mutigen Avantgardisten einer Einsicht, die auf der Welt noch sehr erstaunliche Folgen haben wird. So bliebe den Forschern nur der Hinweis darauf, daß sie der Wahrheit dienten. Aber die wissenschaftliche Wahrheit der klassischen Physik von einer von ihr gefundenen objektiven Wirklichkeit, von einem durch die Gesetze der klassischen Physik darstellbaren Ansichseienden, der die Forscher durch so viele

Jahrhunderte gedient haben, war ein Irrtum. Auf eine tiefsinnige Weise haben sie gleichwohl recht behalten. Indem sie sich nicht davon abbringen ließen, der Erforschung dieser Wahrheit, welche ein Irrtum war, zu dienen, mochten die Folgen ihrer Arbeit in der Welt welche auch immer sein, haben sie es zuwege gebracht, mit ihren eigenen Mitteln ihre eigene Wahrheit als einen Irrtum zu entlarven. Ein wahrhaft großartiger Vorgang, der in der Geistesgeschichte des Menschen ohne Beispiel ist.
Warum hat die Entdeckung der physikalischen Wirklichkeit zu Störungen von so außerordentlicher Tragweite geführt?
Die Disharmonie, in die des Menschen Seele auf den Weg geriet, welchen die Forschung von 1500 an verfolgte, läßt sich am ehesten verstehen, wenn man versucht, sie als Krankheitsbild zu beschreiben.
Nachdem die alte Harmonie des mittelalterlichen Menschen, die auf der Einheitlichkeit des Glaubens beruht hatte, durch die Entdeckung der neuen Welt der Naturwissenschaft zerstört war, wäre die Aufgabe gewesen, einen neuen Gleichgewichtszustand zu finden, in welchem der Mensch eine neue Harmonie hätte erreichen können. Die Bemühungen der humanistischen Ärzte des 17. und 18. Jahrhunderts, das Lebendige umfassend zu definieren, den Menschen in der Vollständigkeit seiner Humanitas unter Regie zu behalten, gingen in dieser Richtung. Aber der Mensch, sozusagen in der Unvernunft seiner Vernunft, getrieben von seiner rasenden und ungeheuren Neugier, tat das Gegenteil von dem, was er hätte tun sollen. Er wandte sich, fasziniert von den unglaublichen und überraschenden Möglichkeiten der Physik, dieser mit einer solchen Vehemenz zu, daß er schließlich in ein Jahrhundert geriet, das Zeitalter der Naturwissenschaften, in dem diese Welt fast die einzige war, in der er lebte. Noch heute ragen fossile Mammutgebilde in das 20. Jahrhundert hinein, deren Existenz auf der Voraussetzung beruht, daß die naturwissenschaftliche Welt die überhaupt einzige sei, die der Mensch habe.
Worauf es, im Sinn des Krankheitsbildes des an seiner Welt kranken Menschen ankommt, ist das Mißverhältnis zwischen dem Geltungsbereich der physikalischen Wirklichkeit und ihrer Bedeutung für des Menschen Seele. Dieses Mißverhältnis zeigt sich schon in dem Ausmaß an Neugier, das der Mensch dieser Sphäre zuwendet. Es nimmt aber geradezu groteske Formen an durch die lawinenartige Zunahme der Facts, die diese Neugier schafft, der Facts der Welt unserer Technik.
So hat der moderne Mensch alle Neugier für die zauberhafte Man-

nigfaltigkeit der Möglichkeiten seiner Seele verloren. Seine naturwissenschaftliche Neugier, sein Drang, mit den Mitteln der Naturwissenschaft seine Herrschaft über die Natur und ihre Kräfte immer weiter auszudehnen, nimmt ihn so vollständig ein, daß die anderen Möglichkeiten, die der Schöpfer ihm gegeben hat, mehr und mehr verkümmern. Die Harmonie seiner Humanitas ist auf die vollständigste Weise gestört. Er ist ein Monstrum geworden, ein krankes Monstrum.

Der medizinische Aspekt dieser Krankheit ist die Neurasthenie des modernen Menschen. Sie hat einen Umfang in der Welt der Moderne angenommen, der bedrohlich ist. Sie ist zu einer der größten und wichtigsten Krankheiten unserer Zeit geworden. Der Umfang der Krankheit der Neurasthenie kann aufs deutlichste an dem Verbrauch abgelesen werden, den die moderne Zivilisation an Schlafmitteln hat. Während noch ein halbes Gramm vom Natriumsalz der Diaethylbarbitursäure genügt hätte, Kaiser Karl V. für eine Nacht von der Sorge um das Wohl seiner Völker, von der Sorge um den Bestand der Welt zu befreien, vermögen heute Tausende von Tonnen dieses Mittels den Menschen nicht mehr von seinen Ängsten zu befreien. Er muß die Myriaden seiner unruhigen Gedanken im Dunkeln erschlagen. Aber als Myriaden von unruhigen Träumen wachen sie wieder auf.

Die moderne wissenschaftliche Medizin kann mit dieser Krankheit nichts anfangen. Während sie es sonst verachtet, bei einer Krankheit nur die Symptome zu bekämpfen, hier weiß sie nichts Besseres. Während sie sonst ihren Stolz darein setzt, unter allen Umständen die Ursache einer Krankheit kennenzulernen, und nicht ruht, bis sie sie gefunden hat, hat sie in diesem Falle noch nicht einmal den Versuch dazu unternehmen können. Der Grund dafür ist mehr als witzig. Er ist von erhabener Komik. Gegenüber einer der wichtigsten Krankheiten unserer Zeit ist die wissenschaftliche Medizin außerstande, etwas zu unternehmen, weil sie als Bestandteil der Welt der Naturwissenschaft selbst ein Bestandteil der Krankheit ist. Als eine Medizin, welche auf der exakten Naturwissenschaft aufbaut, welche ihrerseits wiederum auf die klassische Physik sich gründet, gehört sie der physikalisch determinierten Welt so weitgehend an, daß sie natürlich eine Krankheit nicht behandeln kann, welche diese Eigenschaft als ihre wesentlichste mit ihr teilt.

Auch die Psychiatrie kann ihr da keine Hilfe gewähren. Glaube ist für die moderne Psychiatrie ein Symptomenkomplex und keine Wirklichkeit.

Wer aber helfen muß, das ist der Arzt. Die Quelle, aus der er die Kräfte zu helfen beziehen kann, ist allein seine eigene Humanitas, seine eigene Frömmigkeit dem Leben gegenüber, seine eigene auf Erfahrung und Wissen, auf Beobachtung und Teilnahme beruhende Harmonie. Es hat etwas Rührendes zu sehen, mit welch erbitterter Hartnäckigkeit die Ärzte die naturwissenschaftliche Medizin verteidigen, von welcher sie an so entscheidender Stelle auf eine so notwendige und unvermeidliche Weise so vollkommen im Stich gelassen werden.

So schickt die Medizin den Neurastheniker zur Erholung aufs Land. Sie schickt ihn in sein eigenes Mittelalter zurück. Sie tut das aus dem richtigen Gefühl heraus, daß da, wo noch Hähne krähen und noch Kühe auf der Weide mit sanftem, gutem Auge in die Abendsonne blicken, die Disharmonien unserer Welt so weit in der Entwicklung zurückgeblieben sind, daß der Neurastheniker seine aus dem Gleichgewicht geratene Seele wieder ein wenig instand setzen könne. Einen neurasthenischen Bauern kann man sich schlechterdings nicht vorstellen. Freilich muß man zur Harmonie des Landlebens noch ein halbes Gramm vom Natriumsalz der Diaethylbarbitursäure hinzufügen, sonst wird der Neurastheniker, das kranke Monstrum der Technik, vom Hahnenschrei zu früh geweckt, und das Läuten der Morgenglocken wird ihn so lange nervös machen, als es nicht auch für ihn wieder die Bedeutung bekommt, dem Schöpfer zu danken, daß er Licht werden ließ.

Die Technik ist eine Krankheit des Menschen, eine ungeheuerliche Störung seiner seelischen Harmonie, eine lächerliche Bevorzugung einiger verrückter Möglichkeiten, die sich aus seiner durch die Experimente der Physik errungenen Macht über die Natur ergeben haben. Die eigentümliche Vorliebe für Schnelligkeit, dieses Merkmal des modernen Menschen, zeigt die ganze Lächerlichkeit seines Prinzips in der Auswahl der Möglichkeiten. Schnelligkeit, ihrer Natur nach ja doch nur ein Mittel zu irgend etwas, wird zu einer Sache, die sich nur noch mit dem sinnlosen Begriff Selbstzweck begründen kann. Selbstzweck ist nicht einmal mehr eine Contradictio in adjecto, sondern ein Widerspruch im Kern des Begriffs.

Es ist merkwürdig genug, daß etwas so Sinnloses wie Selbstzweck dennoch einer Entwicklung fähig war. Es ist freilich nur die Entwicklung von einer beschränkten Sinnlosigkeit zu einer umfassenden Sinnlosigkeit, die Entwicklung vom Selbstzweck zur Selbstzerstörung. Dabei ist die beschränkte Krankheit der Neurasthenie zur umfassenden Krankheit der Angst des modernen Menschen geworden.

So groß die Erfolge sein mögen, die die wissenschaftliche Medizin durch ihre Beschränkung auf die Methodik der experimentellen Naturwissenschaft errungen hat, so notwendig muß sie einer Krankheit gegenüber versagen, die ihren tiefsten Grund in der gleichen Ursache hat, der die Medizin ihre Erfolge verdankt. Diese Ursache ist im Rahmen der wissenschaftlichen Medizin der Ausgangspunkt von großartigen Erfolgen geworden. Im Rahmen der Humanitas hat die gleiche Ursache, durch die kurzsichtige Einschränkung des Lebens allein auf die aus der Herrschaft über die Natur sich ergebenden Möglichkeiten einer naturwissenschaftlich-technischen Welt, die große Krankheit der Zivilisation ausgelöst.

Die Lage, die entstanden ist, muß der Forschung entweder ganz, oder sie kann ihr gar nicht angerechnet werden. Die Forschung hat Macht geschaffen, aber sie hat sich nie darum bekümmert, was mit dieser Macht geschah. Andere haben sich ihrer bemächtigt. Man kann aber nicht, wie die Geheimräte des 19. Jahrhunderts, sich als Wohltäter der Menschheit für die Ergebnisse der Forschung feiern lassen, welche die anderen überlassene Macht zum Wohl der Menschheit verwendet, und bescheiden sich zurückziehen bei Ergebnissen der Forschung, welche die anderen überlassene Macht zum Unheil der Menschheit verwendet.

Robert Koch ist einer der Schöpfer der modernen Bakteriologie. Wenn die wissenschaftliche Medizin das Verdienst für die Heilung von Millionen an Seuchen erkrankter Menschen für ihn in Anspruch nehmen will, muß sie ihm auch die Verantwortung für den Tod der Millionen aufbürden, die ein künftiger Bakterienkrieg vernichten wird.

Der gute Glaube, die Macht würde die Bakteriologie nur zur Heilung und nicht zum Töten benutzen, ist naiv. Er ist um so naiver, als die machtschaffende Naturwissenschaft ja nicht nur nicht sich darum bekümmert, was mit dieser Macht geschieht, sondern zu einem Zeitpunkt, in dem die Macht die von der Naturwissenschaft geschaffenen Mittel schon aufs ärgste mißbraucht und der Unfug, welchen der Mensch damit treibt, immer groteskere Ausmaße annimmt, liefert die Forschung immer neue Mittel zur Vermehrung dieser Macht.

Welche Verzweiflung würde den frommen Johannes Kepler überkommen, sähe er, wohin die Anwendung des geometrischen Kalküls auf die Natur geführt hat.

Angesichts dieses Circulus vitiosus scheint nichts übrigzubleiben, als sich nach einem guten Platz für die Teilnahme an einem Schauspiel umzusehen, das die Neugier der europäischen Ratio endgültig stillen würde, dem großartigen Schauspiel des Untergangs des Abendlandes.

Aber das spielende Kind der Schöpfung ist noch nicht verloren. Man verwerfe nicht zu früh die Autorität einer Wissenschaft, deren gläubige Anbetung durch das 19. Jahrhundert das 20. an den Rand des Verderbens gebracht hat. Dieselbe Forschung, deren Ergebnisse den Menschen in eine so verzweifelte Lage gebracht haben, hat im Lauf einer Generation genialer Physiker die Mittel zu seiner Errettung erarbeitet. Diese Errettung natürlich wird nicht auf dem Weg der Vermehrung der ausnutzbaren Energien der Natur zu einer weiteren Vergrößerung der Herrschaft der Technik über die Humanitas zu finden sein. Diese Errettung steht unter einem anderen Aspekt. Das neue Denken der Atomphysik, die erkenntnistheoretischen Ergebnisse der Analyse ihrer Experimente, durchbrechen den Circulus vitiosus. Sie beschränken den Grad der Gültigkeit der objektiven Wahrheiten der klassischen Physik. Sie beschränken die Autorität der exakten Naturwissenschaft auf einen Geltungsbereich, welcher durch die von der Physik definierten Grenzen bestimmt wird. Diese Grenzen sind eng.

Die Beschränkung von Naturwissenschaft und Technik durch die Definition der modernen theoretischen Physik gibt, nach vierhundert Jahren einer Entwicklung, die unaufhaltsam schien, den Weg frei, auf dem der Mensch aus der Eiswüste der Forschung zu der Aufgabe der Wiedergewinnung einer neuen Harmonie, zu neuen Möglichkeiten der Mannigfaltigkeit seiner unsterblichen Seele zurückkehren kann. Die westliche Welt schien dazu bestimmt, in der Verfolgung der Prinzipien der klassischen Physik das Opfer ihrer eigenen Ratio zu werden. Das neue Denken wird andere Folgen haben. Wenn die Ratio des Menschen die Möglichkeiten des neuen Denkens mit der gleichen Hartnäckigkeit verfolgen wird, mit der sie vor vierhundert Jahren sich darangemacht hat, die Anwendung des geometrischen Kalküls auf die Natur zu verfolgen, wird das Opfer des neuen Denkens nicht die Menschheit, sondern die Technik sein.

Mögen die neuen Gedanken der modernen Physik dem Bewußtsein der Welt der Technik noch so fern und unbekannt sein, die Geschichte lehrt, daß es keine irdische Macht gibt, welche nicht durch die Kraft von Gedanken zerstört werden kann. Es erscheint ja eher unwahrscheinlich, daß die Macht der Forschung, die mit einem einzigen Gedanken die Technik, diese Krankheit des Le-

bens, in Gang gesetzt hat, nicht imstande sein sollte, durch einen neuen Gedanken das Leben von dieser Krankheit wieder zu befreien.
Suchen wir uns einen guten Platz, um einem Schauspiel zuzusehen, das vielleicht nicht so großartig sein wird, wie es der Untergang des Abendlandes sein würde. Aber schließlich, auch der Untergang der Technik wird ein buchenswertes Ereignis sein, das Vorspiel zu einem größeren Schauspiel – der Renaissance der Humanität.

Das neue Denken

Die Waffe der Physik in ihrem Kampf um die Erkenntnis ist das Experiment. Es beruht auf der schon beim spielenden Kind vorhandenen Neugier, zu sehen, »was dahinter steckt«. Aber das gebrannte Kind, welches von nun an das Feuer scheut, hat keine wissenschaftliche Erkenntnis gewonnen, sondern eine Erfahrung. Es ordnet die ihm bisher verdeckte und nunmehr entdeckte Eigenschaft des Streichholzes, zu brennen, in die Umwelt seiner Erfahrungen ein. Das ist der Weg, auf dem der Mensch sich Schritt für Schritt seine Kenntnis der Welt erwirbt.
Das Experiment der klassischen Physik geht weiter. Für den Forscher ist das Experiment das Mittel, eine Vorstellung zu einer Erfahrung zu machen. Für das Kind ist die Erfahrung, daß das Streichholz brennt, neu und überraschend. Der Forscher, um bei diesem Beispiel zu bleiben, befindet sich in einer anderen Lage. Er hat die Vermutung, daß dieses Ding Streichholz brennen wird. Er reibt es an seiner Fläche und beweist die Richtigkeit seiner Vermutung durch die Ausführung eines Versuches, der das erwartete Ergebnis hat. Das ist das Grundgerüst des Experiments der klassischen Physik.
Ein sehr großer Teil der Entdeckungen der klassischen Physik ist auf diese Weise gemacht worden. Nur kommt es aber zuweilen vor, daß das Streichholz nicht anbrennt. Der Physiker untersucht diesen Sachverhalt und findet dabei, daß das Gelingen seines Experiments an Bedingungen, genauer an Gesetze, an Naturgesetze, gebunden ist. Daß das Streichholz nicht anbrennt, braucht nicht immer denselben Grund zu haben. Es kann daran liegen, daß es zu schwach gerieben worden ist, daß es feucht war, daß in der Atmosphäre, etwa am Boden eines Raumes, der Kohlensäure enthielt, nicht genügend Sauerstoff vorhanden war. Indem der

Physiker der Reihe nach alle Bedingungen seines Experiments untersucht, verschafft er sich eine Vorstellung davon, worauf der Vorgang der Entzündung eines Streichholzes beruht, eine Vorstellung von den Gesetzen der Natur, denen dieser physikalische Ablauf gehorcht.

Aber damit allein begnügt er sich noch nicht. Worauf es in der Physik ankommt, ist, die Vorgänge nicht nur zu beobachten, sondern auch zu messen, mit Hilfe des Experiments die zahlenmäßigen Beziehungen zwischen den physikalischen Größen festzustellen. Wo das gelingt, lassen sich die Naturgesetze mathematisch formulieren. Die Kenntnis des Vorgangs der Entzündung eines Streichholzes ist, physikalisch gesehen, erst vollständig, wenn alle daran beteiligten physikalischen Größen gemessen und quantitativ zueinander in Beziehung gesetzt sind.

Aus dieser vollständigen Kenntnis eines physikalischen Vorgangs ergibt sich – man kann bei dem Beispiel des Streichholzes bleiben – als nächster Schritt eine Hypothese über das Wesen des Verbrennungsvorgangs. Es wird außer einer Anzahl bekannter und durch das Experiment bewiesener Tatsachen, welche wahrnehmbare Erfahrungen sind, auf einen Sachverhalt geschlossen, welcher nicht wahrnehmbar ist, das Naturgesetz nämlich, »das dahintersteckt«. Die Brücke vom Wahrnehmbaren zum Nichtwahrnehmbaren bildet das Denken. Ist die Hypothese vom Wesen des Verbrennungsvorgangs richtig, sind die Naturgesetze, denen dieser Vorgang gehorcht, gefunden, werden die Experimente, die man zum Beweis dieser Hypothese anstellen wird, alle das erwartete Ergebnis haben. Die Hypothese verwandelt sich immer mehr in bewiesene Erfahrung, in die Kenntnis eines Naturgesetzes, in eine Theorie, an deren Gültigkeit schließlich kein Zweifel mehr besteht. Jetzt tritt der Fall ein, daß ein im Rahmen der Theorie angestelltes Experiment nicht das erwartete Ergebnis hat. Die klassische Physik schließt daraus, daß das Denken, die Brücke vom Wahrnehmbaren zum Nichtwahrnehmbaren, einen falschen Weg eingeschlagen habe, die Brücke an einer falschen Stelle gebaut worden sei. Sie nimmt also nichts weiter an, als daß das Denken falsch war, und ändert nun die Theorie so lange ab, bis sie erneut mit allen experimentellen Erfahrungen sich in Übereinstimmung befindet.

Mit diesem im Grund sehr einfachen Prinzip wurde im Lauf der Jahrhunderte das ganze große Gebäude der klassischen Physik errichtet. Die einzelnen Zweige der Physik konnten allmählich lückenlos aneinandergeschlossen werden. Die überraschenden Übereinstimmungen, die sich dabei im Fortschreiten der Wissenschaft ergaben, überzeugten die Physiker immer mehr, daß man sich auf sicherem Grund befinde, daß dieses System von Theorien eine objektive Sicherheit habe, daß es die Welt nun zeige, »wie sie wirklich sei«. Daß in diesem System noch irgendwo ein Fehler stecken könne, das konnte man auf physikalische Weise nicht einmal ahnen. Und doch war es der einfachste Baustein dieses eindrucksvollen Palastes, in dem ein Faktor der Ungenauigkeit steckte. Die moderne Physik stieß auf ihn, als sie in die inneratomaren Vorgänge einzudringen begann.

Das Experiment stellt der Natur Fragen und zwingt sie zu Aussagen über das Wesen physikalischer Sachverhalte, über die Gesetze, welche in der Natur gelten. Die dabei gewonnenen Erfahrungen lassen sich umgekehrt dazu ausnützen, durch Herstellung bestimmter Versuchsbedingungen die Natur zu einer bestimmten Verhaltensweise zu zwingen. Man kann die Natur zwingen, gemäß ihren eigenen Gesetzen, deren Kenntnis man ihr durch das Experiment entrissen hat, sich so und so zu verhalten, so und so zu reagieren. Das ist die Macht, die das Experiment dem Menschen über die Natur gibt. Diese Macht ist die Wurzel aller technischen Errungenschaften.

Sogleich der erste Mensch, der ein System physikalischer Gesetze entdeckt hatte, entdeckte auch die Macht, die die Kenntnis von Naturgesetzen dem Menschen gibt. Er gab dieser Entdeckung einen Ausdruck, der an Hybris in den zweitausend Jahren, seit dieser Ausspruch gefallen ist, noch nicht wieder erreicht worden ist. Nachdem Archimedes die Gesetze der Hebelwirkung entdeckt hatte, pries er nicht die Weisheit der Schöpfung, sondern erwog als erstes den Gedanken, die Welt aus den Angeln zu heben. Es war ein höchst moderner Gedanke.

Daß das Wesen der Technik, die ihr innewohnende Neigung, die Welt in Unordnung zu bringen, im Augenblick ihrer Entdeckung sogleich enthüllt wurde, hat die Menschheit nicht gehindert, sich mit Verve in alle erreichbaren Möglichkeiten der Anarchie zu stürzen.

Der Ausspruch des Archimedes entspricht nicht nur der innersten Natur des Menschen, er sagt auch etwas über das Wesen des Experiments aus. Es ist schwer zu sagen, warum die Antike, die die Grundlagen der klassischen Physik und sogar die Grundlagen der Atomtheorie gefunden hatte, nicht bis zu einer modernen experimentellen Naturwissenschaft vorgedrungen ist. Vielleicht liegt es einfach daran, daß der Mensch der Antike die anschaulichen Formen der Geometrie dem abstrakten Denken der höheren Mathematik immer vorgezogen hätte. In der Atomtheorie des Leukipp bezogen sich die Vorstellungen auf anschauliche geometrische Modelle. Die Schrödingersche Wellenfunktion, wie sie die moderne Mathematik zur Darstellung des Atoms benutzt, hätte Euklid wahrscheinlich nicht gefreut. Das Gehirn des Abendlandes ist unterdessen um mehr als zweitausend Jahre älter geworden. Die Antike vergaß das Experimentieren wieder. Um 1500 brach das Experiment erneut in die Welt ein. Wiederum brachte es das ihm innewohnende Element der Anarchie mit. Aber es brachte noch etwas anderes in die Welt als nur seine Ergebnisse, eine neue menschliche Haltung nämlich. Die geringfügige Veränderung in der Haltung des Menschen, die eine Voraussetzung für die Möglichkeit zu experimentieren ist, hat zweifellos zu der Veränderung, der die Welt des Westens seit 1500 unterworfen ist, ebensoviel beigetragen wie die Ergebnisse des Experimentierens selbst.

Die Hybris des Physikers Archimedes steht in einem unüberbrückbaren Gegensatz zur Frömmigkeit der Antike. Um 1500 ist der Sachverhalt der gleiche. Das Experiment ist seiner Natur nach unchristlich. Karl Friedrich von Weizsäcker weist in einer wunderschönen und feinsinnigen Untersuchung über das Wesen des naturwissenschaftlichen Experiments darauf hin, daß der Christ Subjekt unter Subjekten, der Forscher Subjekt den Objekten gegenüber ist. Die klassische Physik gelangte schließlich dahin, daß sie überhaupt nur noch die Beziehungen von Objekten untereinander untersuchte.

Der Hinweis Karl Friedrich von Weizsäckers auf das Unchristliche und damit Inhumane, das im Wesen des Experiments liegt, gewinnt seine größte Bedeutung in der Biologie und der auf ihr aufbauenden Medizin. Bevor jedoch auf diese Frage eingegangen werden kann, ist es notwendig, erst einmal zuzusehen, welche Schicksale dem Experiment im Lauf der Geschichte der modernen Physik zustießen.

Das 19. Jahrhundert, das das naturwissenschaftliche Weltbild zu schaffen versuchte, war vollkommen von der absoluten und umfassenden Gültigkeit der physikalischen Realität überzeugt. Daß Möglichkeiten des Menschen wie Glaube und Kunst in diesem naturwissenschaftlichen Weltbild keinen Raum hatten, hat das 19. Jahrhundert wenig gestört. Gewiß werden die Gelehrten ex cathedra erklären, daß dieser Standpunkt überwunden sei, aber überwunden ist er nur in cathedra. In der Welt, in der wir leben, ist der Irrtum des 19. Jahrhunderts so lebendig wie nur je. Selbst einem philosophisch so gebildeten Mann wie Heisenberg unterläuft einmal die Bemerkung, daß die Naturwissenschaft die Aufgabe habe, durch eine wirkliche Einsicht in die Zusammenhänge der Natur dem Menschen die richtige Stellung in ihr zuzuweisen. Gerade das kann Naturwissenschaft nicht. Unsere Dankbarkeit gegenüber der modernen Physik beruht ja gerade darauf, daß sie gezeigt hat, daß eine solche Aufgabe die Grenzen überschreitet, welche sie sich durch die Beschränkung des ihr zustehenden Bereichs gegeben hat. Wohl kann die Naturwissenschaft zeigen, wo im Bereich der physischen Wirklichkeit der Mensch sich befindet, aber eben doch nur, wo er sich physisch befindet. Die Stellung des Menschen ist aber nicht mit dem definiert, was er im Rahmen der Physis, im Rahmen der Natur, darstellt. Der Mensch ist eine Person, die letzten Endes in metaphysischem Grund wurzelt.

Eine Wissenschaft, der wir die Berechtigung zubilligen könnten, dem Menschen seine Stellung in der Natur zuzuweisen, müßte doch jedenfalls die Grenzen ihrer Zuständigkeit so umfassend definiert haben, daß sie sowohl die physische Realität des Menschen als auch seine metaphysischen Bezüge umfaßte. Auch die Theologie als Wissenschaft vermag das nicht. Denn sie wiederum ist für die Physis nicht zuständig. So muß diese Wissenschaft also noch geschaffen werden. Über die genialen Anfänge dazu wird noch berichtet werden.

Es konnte durch die Jahrhunderte verfolgt werden, wie das Gefühl für die Fragwürdigkeit des Anspruchs der Physik auf Allgemeingültigkeit niemals verlorengegangen ist. Der wissenschaftliche Angriff auf diesen Anspruch hat erst zu einem sehr späten Zeitpunkt begonnen.

Es hat etwas ungemein Tröstendes, daß es die Philosophie war, der der Ruhm gebührt, die erste Lanze in diesem Kampf um die Zukunft der westlichen Welt gebrochen zu haben. Der große Mann, der diesen Kampf begann, war Edmund Husserl, der Begründer der Phänomenologie, ein Mann, der sechsundfünfzig Jahre alt werden mußte, ehe eine Universität ihm einen ordentlichen Lehrstuhl anbot.

Er war der erste, der zu Beginn des Jahrhunderts, als die Welt noch auf dem behaglichen, mit Kommoditäten gepolsterten Diwan ihrer Zivilisation ruhte, in seinen Logischen Untersuchungen in einer niemals widerlegten, profunden Analyse der Krise der europäischen Wissenschaft die Ineinssetzung der physikalischen Realität mit der Realität an sich als nicht mehr vertretbar bezeichnete.

Die geistige Tat Husserls ist der erste Schritt auf einem neuen Weg gewesen, einem Weg, der der westlichen Welt die Aussicht eröffnet, aus ihrem Dilemma herauszukommen, der fortschreitenden Anarchie der Welt eine Schranke zu setzen, die physikalische Existenz des kranken Monstrums der Zivilisation wieder in ein menschliches Dasein zu verwandeln. Husserls Entdeckung, daß die Ineinssetzung der physikalischen Realität mit der Realität an sich nicht länger vertretbar sei, stand am Anfang des 20. Jahrhunderts. Das Experiment der Physik, das der Anlaß dazu wurde, diese Lebensfrage des Menschen auch von der Physik her aufzurollen, ist erstaunlicherweise schon im Jahre 1881 gemacht worden. Dieses Experiment, welches zum ersten Male einen klaren Widerspruch zwischen der experimentellen Erfahrung und dem Raum- und Zeitbegriff der klassischen Physik ergab, ist der berühmte Michelsonsche Versuch über das Verhalten der Lichtgeschwindigkeit bei einer sich bewegenden Lichtquelle. Sein Ergebnis war, daß sich das Licht relativ zur bewegten Erde wider alle Erwartungen der klassischen Physik in allen Richtungen gleich schnell fortpflanzt.

Dieses Ergebnis widersprach den bisherigen Grundvorstellungen der Physik. Das war etwas vollkommen Neues. Bisher hatte die Physik bei einem Widerspruch zwischen Experiment und Theorie niemals etwas anderes angenommen, als daß das Denken einen falschen Weg gegangen sei. Hier zum ersten Male mußte man der Vermutung Raum geben, daß der Fehler nicht im Inhalt des Denkens, sondern im Denken selbst steckte, daß an den Begriffen, die man so unbesorgt anwandte, etwas nicht in Ordnung sei. Diese Vermutung erschütterte zum ersten Male die Sicherheit der Physik über die Zuverlässigkeit ihrer Basis. Der Michelsonsche Versuch ist es, der das neue Zeitalter der modernen Physik heraufgeführt hat.

Lange noch hoffte man, daß der Fehler im Experiment stecke. Es wurde in allen möglichen Abwandlungen unzählige Male wiederholt. Es blieb bei dem ersten Ergebnis. Das Resultat des Experiments war unzweifelhaft richtig. Sein Ergebnis widersprach den Grundvorstellungen der klassischen Physik. Es blieb kein andrer Ausweg, als anzunehmen, daß etwas an den Grundvorstellungen nicht in Ordnung sei. Diese Annahme sollte sich als richtig erweisen.

Fast ein Vierteljahrhundert mußte der Michelsonsche Versuch auf seine Deutung warten. Gedeutet werden konnte er erst durch eine grundsätzliche Erweiterung der klassischen Physik, durch die von Einstein 1904 aufgestellte spezielle Relativitätstheorie. Einstein machte die Lichtgeschwindigkeit absolut konstant und ließ Zeitverlauf und Raum in bezug auf jedes Beobachtungssystem je und je anders werden. Bei der Bewegung verkürzte oder verlängerte sich die Materie.

Die spezielle Relativitätstheorie gehört noch zum alten Denken. Sie ist die glanzvolle Krönung des Gebäudes der klassischen Physik. Mit dieser Theorie erreichte Einstein die mathematische Beherrschung aller vorliegenden experimentellen Resultate einschließlich des Michelsonschen Versuchs. Das war aber nur möglich unter Verzicht auf eine Deutung der Natur. Denn die Frage, ob nun die Natur sich tatsächlich gemäß der speziellen Relativitätstheorie verhalte, blieb offen. Für das alte Denken der klassischen Physik ist diese Frage auch ohne Bedeutung. Kein Physiker würde je die Hand dafür ins Feuer legen, daß es nun wirklich so sei. Die Physiker selbst sind sich, wenigstens in ihren lichten Momenten, durchaus darüber klar, daß es ihnen gar nicht darauf ankommt, die Natur zu deuten. Mit der Realität beschäftigen sie sich überhaupt nur, insoweit als sie diese in mathematische Formeln einfangen. Ihr Ziel ist die durchgehende mathematische Beherrschung der experimentellen Befunde. Was jenseits von Mathematik ist, interessiert sie nicht. Die Deutungen, die sie geben, nehmen sie selbst nicht ernst, und sie ändern sie ja auch ganz nach Belieben. Man nennt dieses ad libitum »den derzeitigen Stand der Wissenschaft«.

Mit der speziellen Relativitätstheorie war die Physik bis an die Grenzen der klassischen physikalischen Realität vorgedrungen. Metaphysische Sachverhalte waren unversehens in ihre mathematische Welt eingebrochen. So konnte sich die Physik nicht beklagen, daß die allein für die Metaphysik zuständige Philosophie sich in den Streit der Geister mischte.

Lange zuweilen nimmt die Vernunft sich Zeit, Früchte reifen zu lassen. Während das Fin de siècle noch mit seiner Décadence kokettierte, waren die neuen Dinge schon im Gang. Niemand ahnte, daß mit dem Début de siècle der westliche Geist schon wieder zu neuen Zielen aufgebrochen war.

Nachdem das Fin de siècle in seinem müden und luxuriösen Pessimismus verklungen war mit Renoir, dem Goldstandard, dem Tod der Königin Viktoria, dem Aspirin, dem Ruhm Virchows, den Klassikerausgaben, dem allgemeinen Ansteigen des Blutdrucks der Menschheit und der Seligsprechung des Anton Maria Claret, Erzbischofs von Cuba, brachte das Début de siècle das

Radium, die russische Revolution, die Spirochaete pallida, die Bach-Renaissance, Schönberg, Kandinsky und Klee, die spezielle Relativitätstheorie, den Herero-Aufstand, Husserls Analyse der europäischen Wissenschaft, das Flugzeug, das Plancksche Wirkungsquantum und die Seligsprechung der Johanna von Lestonnac.

Wenn nicht der Himmel der Seligen das Fin de siècle und das Début de siècle überwölbte, gäbe es wenig Verbindungen zwischen ihnen, und diese beiden wilden Mannigfaltigkeiten könnten ebensogut durch ein Jahrhundert voneinander getrennt sein. Aber dieses Jahr 1900 war schon im Gefühl seiner Zeitgenossen ein Einschnitt, wie es das Jahr 1500 im Gefühl der Zeitgenossen Kaiser Karls V. war.

Während die Phänomene des Fin de siècle kaum noch zueinander in Beziehung stehen, zeigt das Début de siècle trotz seiner Mannigfaltigkeit Zusammenhänge, welche in die Zukunft weisen und die Geschichte des 20. Jahrhunderts bestimmen werden.

Curie, Lenin, Einstein, Husserl, Planck, das sind die Namen der Zukunft.

Curie bedeutet die letzte bedeutende naturwissenschaftliche Entdeckung des 19. Jahrhunderts. Das Radium wird der Ausgangspunkt der Naturwissenschaft des 20. Jahrhunderts sein. Was Lenin tun wird, ist die Errichtung eines gewaltigen politischen Gebäudes auf den Grundlagen der Naturwissenschaft des 19. Jahrhunderts. Was Einstein, Husserl und Planck tun werden, ist die Auflösung der naturwissenschaftlichen Begriffswelt des 19. Jahrhunderts.

Indem Einstein, Husserl und Planck zusammen mit ihren Schülern eine neue Begriffswelt schufen, erweiterten sie die Möglichkeiten der erkennenden Vernunft des Menschen. Auf diese Erweiterung der Möglichkeiten der erkennenden Vernunft darf man die Hoffnung aufbauen auf eine Zukunft, welche der Vergangenheit der westlichen Welt würdig sein wird.

Es wurde früher gesagt, daß das Experiment es gewesen sei, das die Menschheit aus dem magischen Paradies der Seele, dem Mittelalter, vertrieben habe, und daß das Experiment es sei, das zu der neuen Begriffswelt der modernen Physik geführt habe. Doch wurde die neue Begriffswelt nicht eigentlich durch die Ergebnisse des Experimentierens erschlossen, sondern durch die Analyse des physikalischen Experiments, die Untersuchung über sein Wesen.

Welches sind die Ergebnisse, zu denen die moderne Physik dabei gelangt ist?

Die klassische Physik und mit ihr jeder Mensch nimmt an, daß es ohne weiteres einen bestimmten Sinn habe, zwei Ereignisse gleichzeitig zu nennen, auch wenn sie nicht am gleichen Ort stattfinden. Die Analyse des Michelsonschen Versuchs ergab, daß das nicht der Fall ist. Das ist einer der wesentlichsten Gedanken der speziellen Relativitätstheorie.

Die moderne theoretische Physik fand heraus, daß der Raum im Großen eine andere Struktur besitzt, als es der unmittelbaren Anschauung entspricht. Es stellte sich heraus, daß man nicht in Unsinn geriet, wenn man behauptete: »Die Geometrie im Weltall hängt von der Verteilung der Materie ab.« Dies ist der wichtigste Gedanke der allgemeinen Relativitätstheorie.

Die moderne theoretische Physik fand ferner heraus, daß das inneratomare Geschehen in der Mikrophysik diskontinuierlich ist. Dies ist der wesentlichste Gedanke der Quantenphysik.

Damit schon ist das kontinuierliche Raum-Zeit-Schema der klassischen Physik zerbrochen. Das Universum ist nicht der unendliche dreidimensionale euklidische Raum. Dieser nach allen Seiten sich erstreckende unendliche Kontinuitätsraum enthielt keinerlei Stufung mehr. Er war mit allen seinen Inhalten, den Planeten, den Fixsternen, den Kometen und den Spiralnebeln von ein und derselben grundsätzlichen Beschaffenheit. Er war »ein Gefängnis ohne Mauern«. In diesem Raum verliert sich der Mensch nicht nur, er ist absolut in ihn eingefangen. Wie soll man je aus einem Grenzenlosen herauskommen? Nur da, wo es Geschlossenheit gibt, gibt es auch ein Draußen, das grundsätzlich erreichbar ist.

In der klassischen Physik war das kosmische All eingeebnet. So nennt auch die Physik den dreidimensionalen euklidischen Raum einen ebenen Raum. Aber der Raum unserer Welt ist ein dreidimensionaler gekrümmter, zwar grenzenloser, aber endlicher Raum. Dieser Raum ist kein Gefängnis mehr. Er hat grundsätzlich ein Außerhalb. Notwendig muß es eine Dimension geben, in die dieser dreidimensionale gekrümmte Raum eingebettet ist.

Diese Entdeckungen der modernen theoretischen Physik beseitigen den Alpdruck von der durchgehenden allgemeinen Gültigkeit der Gesetze der klassischen Physik. Die Gesetze der klassischen Physik gelten nur, soweit der dreidimensionale euklidische Raum gilt, der ein Grenzfall des kosmischen Raumes ist. Schon Gauss hat, zum Gelächter seiner Kollegen von der naturwissenschaftlichen Fakultät, in der Umgebung Göttingens immer wieder trigonometrische Messungen angestellt, um herauszufinden, ob die Winkelsumme im Dreieck wirklich 180 Grad sei. Es war eine geniale Ahnung, die den großen Mathematiker bewegt hat.

Es ist aufschlußreich zu beobachten, bis zu welchem Grad von Blindheit es führen kann, wenn man ausschließlich auf Mathematik vertraut. Durch mathematische Deduktionen sind die Physiker zu ihrem grenzenlosen, endlichen, gekrümmten Raum gelangt. Damit begnügen sie sich. Die wahrhaft grandiose Konsequenz ihrer eigenen Genialität interessiert sie nicht. Daß es zu diesem Raum ein »Außerhalb« geben *muß*, wird zwar von den Physikern nicht abgestritten. Aber was dieses »Außerhalb« nun eigentlich sein kann, was diese vierte Raumdimension nun ihrem realen Wesen nach sein mag, das ist eine Frage, die sie sich einfach nicht stellen. Ihre Rechnungen gehen auf. Damit sind sie grenzenlos, endlich und gekrümmt glücklich. Aber die Philosophie ist das nicht. An dieser Stelle fängt sie zu fragen erst an.

Auf keinen Fall darf man sich diese vierte Dimension anschaulich vorstellen. Das wäre ja nur wieder eine Erweiterung des ebenen euklidischen Raumes. Der dreidimensionale gekrümmte Raum ist in eine vierte Dimension eingebettet, analog wie die zweidimensionale, grenzenlose, aber endliche Oberfläche einer Kugel in den dreidimensionalen euklidischen Raum eingebettet ist. Und zwar ist jeder einzelne Punkt des gekrümmten dreidimensionalen Raumes von einer solchen vierdimensionalen Räumlichkeit umschlossen. An dieser Stelle, an der die sich aufstufenden Dimensionen die Grenzen des physikalischen Raumes übersteigen, zeichnet sich die Möglichkeit einer hierarchischen Stufung des gesamten Weltalls ab.

Diese vierte Dimension ist nun, nebenbei bemerkt, nicht etwa *das* Jenseits. Diese und die weiterhin sich aufstufenden Dimensionen sind völlig real. Freilich sind sie nicht mehr physischen, sondern transphysischen Charakters. Die Ontologie hat sogar herausgefunden, daß es da ein echtes »Oben« und ein echtes »Unten« gibt.

Die Konzeption des grenzenlosen endlichen gekrümmten Raums ist das Kernstück der ganzen modernen theoretischen Physik. In der Ausdeutung dieser Konzeption liegt die realontologische Möglichkeit verborgen, den gestuften Kosmos, die re vera hierarchische Welt wieder zu entdecken. Es ist wohl zu verstehen, daß es den Physikern dabei himmel- und höllenangst wird. Der Philosoph hingegen betrachtet mit ruhigem aristotelischem Auge das zeitlos kreisende Äon.

Die große Frage ist nun, ob diese neue Theorie auch nur wieder eine beliebige Theorie ist, welche morgen durch eine andere entsetzt werden wird, oder ob es sich hier um eine Einsicht in das

Wesen des kosmischen Aufbaus handelt. Wichtig ist zunächst, daß die Vorstellung vom unendlichen euklidischen Gefängnis, dem Palast des Laplaceschen Dämons, der als seinen liebsten Gast den historischen Materialismus beherbergte, wenigstens nicht mehr damit verteidigt werden kann, daß sie wissenschaftlich sei. Das ist sie nicht mehr. Das ist ein ungeheurer geisteswissenschaftlicher Gewinn. Eine Rückkehr zu dieser alten klassischen Vorstellung ist nicht mehr möglich. Ob nun allerdings die neue Vorstellung vom gestuften Kosmos tatsächlich in der Natur verwirklicht ist, kann und soll nicht mit der gleichen Starre behauptet werden, wie die Naturwissenschaft des 19. Jahrhunderts die Gültigkeit der Vorstellung vom klassischen Gefängnis behauptet hat.

Die Physik wird ihre neue Theorie mit ihren Mitteln weiter verifizieren. Die Ablenkung des Lichtstrahls durch große Gravitationsmassen, als experimenteller Beweis für die Richtigkeit der allgemeinen Relativitätstheorie, konnte schon gezeigt werden. Es geschieht aber jetzt etwas ganz Neues. Die Wissenschaft der Metaphysik hat sich des Themas angenommen.

Die modernen Physiker haben es zwar im Verlauf einer Generation, in der eine geniale Leistung die andere jagte, zuwege gebracht, die neue physikalische Welt unter die Herrschaft der Mathematik zu bringen. Aber mit dem Durchstoß in Nichtkontinuitätsbezirke war die Denkwelt der klassischen Physik, die auf dem Kontinuum beruhte, so vollkommen zerbrochen, daß man ohne Metaphysik überhaupt nicht mehr auskam. Rechnerische Beherrschung, und wenn sie noch so genial erdacht ist, ist etwas anderes als Erfassung der Sache selbst. Genau wie Heisenberg völlig neue mathematisch-logische Denkformen forderte, um das diskontinuierliche Geschehen rechnerisch bewältigen zu können, genauso sind philosophisch neue Denkformen erforderlich, um dieses Geschehen realontologisch begreifen zu können.

Die Wissenschaft der Metaphysik kann zeigen, daß die neuen Vorstellungen in einer ganz anderen Weise dem inneren Wesen des kosmischen Aufbaus entsprechen, als das die Vorstellungen der klassischen Physik taten. Das bahnbrechende philosophische Genie von Hedwig Conrad-Martius hat hier das Tor zu neuen Wissenschaften weit aufgestoßen.

Die Philosophie ist zu dem Ergebnis gekommen, daß in der speziellen Relativitätstheorie, in der allgemeinen Relativitätstheorie und in der Quantentheorie Intuitionen verifiziert sind, die in einem letzten Sinn tatsächlich in der Natur verwirklicht sind. Die Konzeption einer grenzenlosen, aber endlichen Welt kann der

menschliche Geist tatsächlich vollziehen, während man die Konzeption des unendlichen Kontinuitätsraumes nicht wirklich hat vollziehen können.
Es ist eine der merkwürdigsten Erscheinungen der Gespaltenheit des westlichen Geistes, daß, obgleich seit vierhundert Jahren jeder gebildete Europäer von der tatsächlichen Existenz des Planetensystems und der Drehung der Erde um die Sonne überzeugt ist, die Sprache sich weigert, diesen Tatbestand anzuerkennen. Der Sprache nach »geht noch immer die Sonne auf«. In den letzten vierhundert Jahren ist kein Poet bekannt geworden, der, ein anderer Klopstock, eine Ode an die Ekliptik gedichtet oder die Tatsache, daß sich am Morgen die Erde der Sonne entgegenwälzt, zum Gegenstand eines Gedichts gemacht hätte, obgleich sich doch nicht leugnen läßt, daß das ein Ablauf von erhabener Großartigkeit ist. Die Sonne tönt nach alter Weise. Die Anschauung weigert sich, das kopernikanische System zu vollziehen.
Conrad-Martius sagt dazu:
»Die Welt, wie sie erscheinungsmäßig um uns herum aufgebaut ist, die Welt mit der aufgehenden und untergehenden Sonne, mit dem Himmelsgewölbe, das am Tag in seiner blauen Herrlichkeit, zur Nacht mit dem Sternenheer in erhabene und uns unerreichbare Regionen hinaufgestuft zu sein scheint, diese Weltgestaltung, deren Mittelpunkt Erde und Mensch sind, entspricht bildhaft in einer sehr merkwürdigen Weise einem Kosmos, den schon Aristoteles gekannt hat und dessen reale Existenz wir heute wieder zu entdecken beginnen. Das Bedürfnis nach einer hierarchischen Ordnung des Kosmos ist deshalb so unausrottbar in der Sprache und im Gefühl des Menschen verankert, weil das der Wirklichkeit entspricht, weil die Welt tatsächlich eine Hierarchie ist.«
Der hierarchische Kosmos, den zu entdecken das neue Denken im Begriff steht, wird freilich nicht mehr sinnlich anschaulich sein.
Die Tragweite dieser Entdeckung ist noch in keiner Weise abzusehen. Daß die matters of facts, welche die moderne Physik entdeckt hat, mit Mathematik allein nicht mehr in einer die Vernunft befriedigenden Weise zu erfassen sind, daß die matters of facts selbst, um verständlich zu werden, die Anwendung des metaphysischen Kalküls erzwingen und damit auch die naturwissenschaftliche Erkenntnis auf eine außerhalb der Natur liegende, über die Natur hinausgehende Grundlage gestellt wird, ist etwas vollkommen Neues. Auch für die Naturwissenschaft ist die physikalische Realität der klassischen Physik nicht länger die einzig existente. Das 19. Jahrhundert ist zu Ende.

Aus den wissenschaftlichen Erkenntnissen der modernen theoretischen Physik hat die Philosophie die Waffen geschmiedet, mit denen der Kampf des 20. Jahrhunderts um die Befreiung des menschlichen Geistes vom Materialismus der klassischen Physik aufgenommen werden kann. Es ist der Kampf um eine neue Welt der Mannigfaltigkeit.

In dieser neuen Welt der Mannigfaltigkeit wird die Technik, diese alte Kokotte, welche Apollon zu lieben vorgibt und mit dem Kriegsgott schlafen geht, langweilig werden. Sie hat der Neugier des westlichen Geistes keine neuen Erkenntnisse mehr zu bieten. Was sie zu bieten hat, sind nur noch Sensationen für die Spießbürger der Zivilisation. Ihrer Langweiligkeit wegen wird die Technik aus der Mode kommen. Diese Hoffnung liegt zwar noch im weiten Feld. Aber schließlich, wenn Pyramiden aus der Mode gekommen sind, will man denn ewig telephonieren? Und was?

Nachdem das Wunder gelungen ist, den Laplaceschen Dämon vom Thron seiner Tyrannei zu stoßen, wird des Menschen Neugier sich aufmachen, seine neue Freiheit zu nutzen. Er wird aufbrechen in die fruchtbaren Gefilde der neuen Mannigfaltigkeit. Er wird neue Begriffsschemata erdenken, welche neue Wissenschaften schaffen werden zu Ehren der Schöpfung, deren unbegreiflich hohe Werke noch immer herrlich wie am ersten Tage sind.

Die Wissenschaft vom Leben

Der moderne Biologe, überzeugt von der Zuverlässigkeit der Mathematik und der Genialität der modernen Physiker, sieht in der Annahme, daß ein dreidimensionaler Würfel im euklidischen Raum in jedem seiner Punkte in einer höheren Dimension eingebettet ist, keine unüberwindliche Schwierigkeit. Wenn man ihm aber vorschlägt, von der Fliege, die auf dem Würfel spazierengeht, das gleiche anzunehmen, gerät er in Schrecken. Obwohl doch kein Zweifel darüber herrschen kann, daß in der natürlichen Hierarchie des kosmischen Aufbaus das Lebendige eine höhere Stufe als das Unlebendige einnimmt, bereitet es der Biologie Unbehagen, dem Lebendigen höhere Bedingungen zuzubilligen. Dieses Unbehagen ist ein Rest aus jener Zeit, als in der Naturwissenschaft nur das als »wissenschaftlich« galt, was sich physikalisch und chemisch erfassen ließ.

Die experimentelle Biologie hat ein Jahrhundert des Fleißes darauf verwendet herauszufinden, wie weit die Gesetzmäßigkeiten der unbelebten Natur, also die Gesetze der Physik und der ihr zugeordneten Chemie, im Bereich der belebten Natur gelten. Man ist sich heute darüber einig, daß die Gesetzmäßigkeiten der Physik auch in der Biologie gelten. In allen bisher untersuchten biologischen Erscheinungen konnte nachgewiesen werden, daß sie sich nach den in der Physik gefundenen Naturgesetzen richten.

Die Biologie hat begonnen, die verfeinerten experimentellen Methoden, welche die Atomphysik geschaffen hat, auf ihr Gebiet anzuwenden. Schon das Elektronenmikroskop hat die Grenze der Sichtbarkeit der biologischen Untersuchungsobjekte so erweitert, daß man schon Abbilder besonders großer Moleküle herstellen konnte.

Eine bedeutende Rolle in der Untersuchung der Stoffwechselvorgänge spielen radioaktive Isotope in gewöhnlichen chemischen Stoffen, deren Durchgang durch den Körper mit einer Genauigkeit verfolgt werden kann, die man früher niemals hätte erhoffen können. Dieses Arbeitsgebiet ist schon zu einer Fachwissenschaft geworden.

Viele für den Organismus wichtige Erscheinungen spielen sich in Gebilden von interatomarer Feinheit ab. Die Tötung eines Bakteriums kann durch ein einzelnes Quant ultravioletten Lichts erfolgen. Ein einzelnes Quant kann auf ein einzelnes Atom in einem Molekül wirken. Die Wirkung von Röntgen- und Radiumstrahlen auf Krebszellen sind atomphysikalischer Natur. Die Änderungen von Erbeigenschaften, die sogenannten Mutationen, spielen sich ebenfalls im mikrophysikalischen Bereich ab. Mutationen kann man heute schon mit Hilfe besonders harter Strahlen experimentell erzeugen. Alle diese Einsichten sind eine Erweiterung der klassischen experimentellen Biologie. Aus ihr wird sich die neue Wissenschaft der Quantenbiologie entwickeln. Es werden sich hier ganz analoge Abgrenzungen wie in der Physik vollziehen. Die klassische experimentelle Biologie wird so weit reichen, wie das Kausalgesetz sinnvoll angewendet werden kann. In der Quantenbiologie werden neue, der Quantenmechanik analoge statistische Begriffsschemata erdacht werden müssen. Auf jeden Fall ist anzunehmen, daß der experimentellen Biologie in Kürze der Nachweis gelingen wird, daß auch die in der Atomphysik gefundenen Gesetzmäßigkeiten im Bereich des Lebendigen gelten.

Die Tatsache, daß die Gesetze der Physik im Bereich des Lebendigen vollständig gelten, und die Annahme, daß das auch für die Gesetze der Atomphysik statthaben wird, läßt noch einmal die Hoffnung aufflammen, das Phänomen des Lebendigen im Rah-

men der experimentellen Biologie vollständig definieren zu können. Eine solche Definition gibt uns der hervorragende Tübinger Botaniker Erwin Bünning.
Nach Bünning ist »das Leben im Sinne der experimentellen Biologie nichts anderes als die spezifische Gesetzlichkeit, nach der alle biologischen Faktoren innerhalb und außerhalb des Organismus zusammenwirken. Der Lebensvorgang ist das Resultat des Zusammenwirkens aller dieser gleich notwendigen Elemente«.
Mit dieser Definition ist zum Beispiel sehr schön das Verhalten erklärt, das man bei einigen Virusarten gefunden hat. Man hat lange geglaubt, hier einen Übergang vom Anorganischen zum Organischen, vom Unlebendigen zum Lebendigen, entdeckt zu haben. Es gibt Virusarten, die außerhalb des Körpers wohldefinierte anorganische Kristalle sind, innerhalb des Körpers aber als lebende Krankheitserreger wirken. Im Rahmen der Definition, die Bünning gibt, ist das gut zu verstehen. Solange das Virus im Reagenzglas ist, befindet es sich außerhalb der spezifischen Gesetzlichkeit des Zusammenwirkens der Faktoren. Es ist dabei gleichgültig, ob der Faktor Virus im Reagenzglas ein kristallisiertes Eiweiß oder ein weniger genau definierter Körper ist. Gelangt das Virus ins Protoplasma der Zelle, wird es zu einem wirkenden Faktor im Rahmen der spezifischen Gesetzlichkeit innerhalb des Organismus. Damit erst gerät es unter die Bedingungen, unter denen die Eigenschaft »lebendig« überhaupt in Erscheinung treten kann. Der Grenzfall Virus ist biologisch besonders aufregend. Er zeigt die Brauchbarkeit der von Erwin Bünning formulierten Definition.
Erfaßt diese Definition das Wesen des Lebendigen in philosophisch zulänglicher Weise?
Hier nun ist der geneigte Leser, dem der Autor für seine Geduld herzliche Dankbarkeit bezeigt, an einem entscheidenden Punkt in der Geschichte des westlichen Geistes angelangt. Der Autor hofft, daß der geneigte Leser, falls er noch vorhanden ist, sich durch das, was im folgenden aufgezeigt werden kann, für seine Geduld belohnt fühlen wird. Es ist ein Ausblick auf die Ergebnisse der philosophischen Lebensarbeit der wissenschaftlich bedeutendsten Frau unserer Zeit, die man die Madame Curie des 20. Jahrhunderts nennen könnte.
Es ist ein rätselhaftes Phänomen, das in der Geistesgeschichte immer wieder beobachtet werden kann, daß, wenn die allgemeine wissenschaftliche Entwicklung auf einen Holzweg geraten ist, im stillen an anderem Ort Resultate erarbeitet werden, die der For-

schung in ihrer Verlegenheit weiterhelfen. Große Ereignisse der Geistesgeschichte werfen ihr Licht voraus. Das Genie wirkt im stillen an anderem Ort.
Als die moderne Physik durch ihre experimentellen Forschungen die Vorstellung vom unendlichen euklidischen Raum als dem Raum unseres Weltalls zertrümmert hatte, stand sie vor der Frage, wie denn nun die Realität, in der wir leben, überhaupt beschaffen sein könne. Diese Frage war ein Problem, welches die Physik mit ihren Mitteln gar nicht zu lösen vermochte. Aber schon ein Menschenalter vorher hatte das weitschauende Genie Husserls in seinen Untersuchungen zur Krise der europäischen Wissenschaft den Weg gewiesen, der in der Lösung dieses Problems weiterführte. Es war kein Holzweg.
In der Biologie steht die Forschung heute vor einer ähnlichen Lage. Die mit den Mitteln der experimentellen Naturwissenschaft erarbeitete Vorstellung vom Lebendigen erfaßt einen wohldefinierten Aspekt; aber sie erfaßt das Lebendige nicht in der Vollständigkeit seines wahren Wesens. Das ist mit den Mitteln und Methoden der Naturwissenschaft überhaupt nicht zu erreichen. Aber schon ein Menschenalter vorher hat das weitschauende Genie von Hedwig Conrad-Martius einen Weg eingeschlagen, der in der Lösung dieses Problems weiterführt. Auch das ist kein Holzweg.
Die entscheidende Schwierigkeit der modernen Naturwissenschaft liegt darin, daß sie an den Grenzen der physikalischen Realität angekommen ist, ja, diese an vielen Stellen bereits überschritten hat. Unversehens sind den Physikern und Biologen metaphysische Probleme sozusagen zwischen die Finger geraten. Sie behandeln schon lange nicht mehr allein Probleme der Natur. Sie sehen sich den Problemen der Schöpfung gegenüber. Physiker und Biologen versuchen, dieser metaphysischen Probleme Herr zu werden. Aber sie versuchen das mit ihren Mitteln. Dieser Versuch ist notwendig zum Scheitern verurteilt. Metaphysische Probleme sind nur mit den Mitteln der Wissenschaft der Metaphysik zu lösen. Die Metaphysik *ist* eine Wissenschaft. Wesensprobleme sind nur mit den Mitteln der Wissenschaft der Ontologie zu lösen. Die Ontologie *ist* eine Wissenschaft.
Natürlich muß das, was sich im Bereich der naturwissenschaftlichen Forschung als empirisch bewiesen herausgestellt hat, im philosophischen Bereich verbindlich sein. Aber auch das, was im philosophischen Bereich als Einsicht erarbeitet worden ist, ist verbindlich für die Naturwissenschaft. Wenn es für philosophische Thesen meistens keine empirischen Beweise gibt, die Philosophie also

in einem bestimmten strengen Sinn keine empirische Bewahrheitung in naturwissenschaftlicher Bedeutung besitzt, besitzt die Philosophie doch eine in ihr selbst liegende Verifikation, und zwar eine ebenfalls exakt sachliche.

Daß die Naturwissenschaftler vom Berg ihrer empirisch bewiesenen Tatsachen ein wenig hochmütig auf die Philosophie, die ihre Thesen im allgemeinen nicht empirisch beweisen kann, herabblicken, ist sachlich ganz und gar unberechtigt. Die hypothetischen Entwürfe, mit denen die großen Physiker heute so souverän umgehen, sind im Grund nichts anderes als philosophische Spekulation. Die Physiker in ihren Spekulationen kümmern sich meistens sehr wenig um die exakt sachliche Begründung, die aus dem Wesen der Sache ontologisch gewonnen werden kann. Die Theorie des explodierenden Universums – »der derzeitige Stand der Wissenschaft« – ist genauso spekulativ wie das hierarchisch gestufte äonische Weltbild des Aristoteles. Der einzige Unterschied liegt darin, daß Aristoteles das Wesen des hierarchisch aufgebauten Kosmos tiefer erfaßt hat als die ja doch immer nur ephemer gültige neueste Theorie der Physiker.

Die sachliche philosophische Unzulänglichkeit der modernen physikalischen und biologischen Spekulation hat eine lange Vorgeschichte. Nehmen wir ein Beispiel, das Conrad-Martius uns gibt:

»Jeder Gymnasiast kennt heute das Energieerhaltungsgesetz. Nirgends im physikalischen Geschehen kann Energie – heute sagt man Energie plus Masse – verlorengehen oder neu auftreten. Diese Erhaltung bezieht sich natürlich nur auf das Energiequantum. Qualitativ genommen geht ja die Energie gerade immer von einer Art in eine andere über – von chemischer Energie in Wärme, von Wärme in mechanische Energie, von mechanischer Energie in Strahlungsenergie. Es ist sehr bemerkenswert, daß Julius Robert Mayer, der Entdecker dieses fundamentalen Gesetzes der Physik, selber sich noch gedrungen fühlte, es metaphysisch zu erklären. Er nahm eine einzige Energiesubstanz an, eine Art ›Energie an sich‹, die in den jeweiligen Energiearten nur immer in einem neuen Gewand in Erscheinung trete. Julius Robert Mayer versuchte noch, dem, was Energie in eigenster qualitativer Beschaffenheit ist, direkt zu Leibe zu gehen. Wir würden heute sagen, er versuchte, das Wesen der Energie realontologisch auszudeuten.

Die physikalische Forschung nahm von dem philosophischen Husarenritt des großen physikalischen Arztes keine Notiz. Sie brauchte die ontologische Ausdeutung, ob sie nun richtig oder falsch war, nicht. Ihr ging es nur um das quantitativ so großartig erfaßte Universalgesetz. Die Energie selber, der gegenständliche Beziehungspunkt dieses Gesetzes, interessiert die Physik nur so weit, als sie in dieser oder irgendeiner anderen Relation eindeutig quantitativ faßbar ist.

$$E = m \frac{v^2}{2}$$

Energie ist gleich Masse mal dem halben Quadrat der Geschwindigkeit. Das eben nennt die Physik Definition.
Soll aber damit die Einsicht in das, was Energie nun wirklich ist, was sie selber und an sich ist, gleichgültig geworden sein? Müssen wir die ganze Erkenntnismöglichkeit auf das beschränken, was nun einmal für die exakte Naturwissenschaft ausschließlich wichtig geworden ist? Hier hat eine ganz eigentümliche Verschiebung stattgefunden. Was in der naturwissenschaftlichen Forschungsrichtung nichts bedeutet, wurde allmählich zu einem nicht Erkennbaren und schließlich zu einem überhaupt nicht Vorhandenen – eine ganz unrechtmäßige Einengung des Blickfeldes.«
Zu dieser unrechtmäßigen Einengung des Blickfeldes sagt die Philosophin an anderer Stelle: »Ich nenne es wesensblind, daß man nicht mehr sieht, daß jeder Bestand der Welt, in welcher Seinssphäre, in welcher Seinsschicht, von welcher Kategorialität auch immer, ob Einzelding, ob allgemeiner Gegenstand, einen eigenen Seinsgehalt besitzt, der ihm zugleich eine letzte Seinsbedeutung, *seinen* Seinssinn innerhalb der Welt gibt. Es ist das keine Bedeutung, die vom Menschen hineingelegt wird oder hineingelegt werden müßte. Es ist das eine Bedeutung, die in der Sache selbst liegt, mit der sie, unabhängig von jeder menschlichen Erkenntnis, steht und fällt. Deshalb sage ich *Seins*bedeutung. Allerdings muß man, um diese Bedeutung sehen zu können, einen geistigen Sinn für das Wesen der Dinge haben, der ihnen analog so entspricht, wie der Gesichtssinn der Farben und der Gehörsinn den Tönen entspricht. Auch Wesenheiten sieht man oder man sieht sie nicht. Strenggenommen gibt es nicht nur keine philosophische, sondern überhaupt keine Erkenntnis, die nicht irgendwie durch das Wesen der Dinge bestimmt wird.
Jede echte sprachliche und begriffliche Unterscheidung, auch wenn etwa der Naturwissenschaftler von Energie oder Kraft oder Masse, von Leben oder Organismus, von Farbe oder Licht spricht, setzt ein mindestens unbewußtes Abzielen auf das Wesen der Sache voraus.«

Die Biologie untersucht das Phänomen des Lebendigen in seinen meßbaren physikochemischen Zusammenhängen. Das ist ein vollkommen legitimes Unterfangen. Der Versuch, das Geheimnis des Lebendigen zu lösen, ist allerdings auf diesem Wege nicht gelungen. Bünning zeigt, daß in der historischen Folge der biologischen Theorien das Lebendige sich wie ein Kobold verhalte, der vor der Forschung immer weiter zurückweiche, erst in die Zelle, dann in den Kern, dann in das Eiweißmolekül, bis er zum Schluß auf einer Valenzbindung sitze und sich auflöse, wenn man seiner da habhaft zu werden versuche.

Beim weiteren Vordringen der biologischen Forschung in das inneratomare Geschehen, das ja dem physikochemischen Geschehen im Lebendigen zugrunde liegen muß, wird sich schließlich das materiale Substrat der Biologie ebenso in Strahlung verflüchtigen, wie es das in der Physik getan hat.

Zweifellos will Bünning die Zelle als ein einheitliches Gebilde, aus dessen Getriebe man nichts herausnehmen kann, aufgefaßt wissen. Aber die Formulierung von »der spezifischen Gesetzlichkeit aller zusammenwirkenden Faktoren« sagt doch eigentlich, daß es vom Standpunkt der experimentellen Biologie aus kein Substrat gibt, welches selber das Lebendige darstellt.

Es ist eben so, daß die Biologie ja überhaupt nicht das Leben, sondern nur seine physikochemischen Bedingungsgrundlagen untersucht. Demzufolge ist in der Bünningschen Definition nur das gefaßt, was als Bedingungsgrundlage gegeben sein muß, damit Leben überhaupt vorhanden sein kann.

Die experimentelle Biologie kann sich mit ihrer Definition vollkommen begnügen. Ihre Methode geht von vornherein nur darauf aus, die Natur in ihren beherrschbaren Grundlagen zu erfassen. Allerdings sind »die beherrschbaren Grundlagen der Natur« nicht die Natur selbst. So bedeutet die Bünningsche Definition sehr viel, insofern sie einerseits mit den biologisch bekannten Tatsachen übereinstimmt, andererseits über diese nicht hinausgeht. Sie bedeutete sehr wenig, wenn das alles wäre, was über das Geheimnis des Lebens zu sagen wäre.

Schon im Rahmen der bisherigen Biologie genügten Physik und Chemie nicht, um das organismische Geschehen zu erfassen. Wenn auch die Gesetzmäßigkeiten der Physik im organismischen Geschehen gelten, ist doch das lebendige Geschehen vom unlebendigen Geschehen seinem Wesen nach verschieden. Schon das schöne Wort »belebt« zeigt, daß da etwas hinzukommt, etwas von außen hineinkommt, etwas seinem Wesen nach Immaterielles in die Materie einzieht, ja vielleicht sogar – admirabile auditu – in die Materie eingehaucht ist. Wenn schon der tote Würfel der höheren Dimension nicht entbehren kann, wieviel weniger die lebendige Fliege! Schon lange wendet die Biologie, da sie mit dem physikalisch-chemischen Begriffsschema der belebten Natur nicht in befriedigender Weise Herr wird, Begriffe an wie Gestalt, Wachstum, Fortpflanzung, Anpassung, Heilungstendenz, Stoffwechsel. Diese nach den beobachtbaren Vorgängen in der belebten Natur gebildeten Begriffe setzen sich von dem physikalisch-chemischen Begriffsschema deutlich ab. Sie enthalten Tendenzen und Zweckmäßigkeiten. Sie setzen Entelechien voraus, unter denen sie ablaufen. Das, was sie von dem physikalisch-chemischen Begriffsschema unterscheidet, ist, daß sie für organismisches Geschehen charakteristisch sind.

Was steckt hinter der Tatsache, daß die Biologie mit dem physikalisch-chemischen Begriffsschema nicht auskommt?

Wenn Niels Bohr einmal die Erwägung anstellt, daß der Ablauf des Lebens physikalisch unerklärbar bleibe ohnbeschadet dessen, daß sich innerhalb des Organismus jedes physikalische Gesetz bei experimenteller Nachprüfung als richtig erweise, und aus dieser Erwägung heraus die Vermutung ausspricht, daß das Phänomen des Lebens komplementär zur Kenntnis der Struktur der Eiweißkörper sei, erbringt der geniale Erfinder des Atommodells mit seinem Bemühen, ein metaphysisches Problem mit den Begriffen der Atomphysik zu lösen, vor allem den Beweis, daß er in seiner Jugend versäumt hat, ein philosophisches Seminar zu besuchen. Die Biologie selbst ist da bescheidener. Mit ihrer Definition des Lebendigen bleibt sie innerhalb der Grenzen, die sie sich als experimentelle Naturwissenschaft selbst gesteckt hat.

Zu der gleichen Zeit, als die Physik vor vierhundert Jahren sich aufmachte, durch die Anwendung des geometrischen Kalküls auf die Natur das Geheimnis der Sphärenharmonien zu entdecken, machte die Biologie sich auf, mit den Mitteln des Experiments das Geheimnis des Lebens zu entdecken. Beide Unternehmungen haben in unseren Tagen geendet. Physik und Biologie haben eingesehen, daß sie das Geheimnis der Schöpfung nicht enträtseln werden. Beide sind bis an die Grenzen der physischen Welt gelangt. Beide bedürfen ganz neuer Wissenschaften, um in der Lösung der Probleme, auf die sie im Fortgang der Forschung gestoßen sind, weiterzukommen.

Wie die klassische Physik mit dem Michelsonschen Experiment über die Lichtgeschwindigkeit unversehens über die Grenzen ihrer

Wissenschaft hinausgeraten war, ist auch die klassische Biologie durch das Experiment in den Bereich der Metaphysik hineingestoßen worden.

Im Jahre 1891 veröffentlichte Hans Driesch sein berühmtes Experiment mit dem Seeigelei. Daß dieser Versuch, der die Geschichte der Wissenschaft in so entscheidender Weise beeinflußt hat, noch tief im 19. Jahrhundert angestellt worden ist, ist ebenso nachdenklich wie die Tatsache, daß das entscheidende biologische Experiment von Driesch mit dem entscheidenden physikalischen Experiment von Michelson zeitlich zusammenfällt.

Driesch hatte das Ei eines Seeigels mechanisch in zwei Hälften geteilt. Es entwickelte sich aus jeder Hälfte ein ganzer Seeigel, der sich von einem normalen Seeigel nur dadurch unterschied, daß er kleiner war. Mit diesem Experiment war der Beweis geführt, daß das Ei nicht den Bauplan des Seeigels im kleinen, also nicht eine vorbereitete Struktur enthalten könne. Sonst hätten bei der mechanischen Teilung des Eies, wenn überhaupt etwas, nur zwei halbe Seeigel entstehen können. Aber mit diesem Experiment, das wahrhaft Epoche gemacht hat, war noch viel mehr erreicht. Hans Driesch war der erste, der zeigte, daß die inneren und äußeren Faktoren, die die Biologen in der experimentellen Forschung finden und untersuchen, grundsätzlich nicht genügen, alle organismischen Erscheinungen wirklich zu erklären.

Glücklicherweise war Driesch ein philosophischer Kopf. Er erkannte, daß es, um dieser neuen Sachlage gerecht zu werden, eines grundsätzlich neuen Schrittes bedurfte. Er führte einen neuen Begriff, den Begriff der Entelechie, in die Biologie ein. Um historisch genau zu sein – es war das ein neuer Begriff nur in der experimentellen Biologie. Der Begriff Entelechie stammt von Aristoteles. Er gebraucht ihn, um das zu bezeichnen, was ein nur Potentielles, nur Mögliches realisiert, aktualisiert, in die Wirklichkeit bringt.

Oskar Kuhn hat sich zu dem Drieschschen Begriff der Entelechie ausführlich geäußert. Mit seiner Entelechie hat Driesch einen Werdeplan des Organismus gemeint. Die Entelechie Drieschs ist etwas Selbständiges, etwas Positives, was zur Materie hinzutritt und sich die Gesetzlichkeit der Materie zunutze macht. Man kann sie auffassen als ein Feld, analog etwa einem elektromagnetischen Feld, welches einen bestimmten, in seiner eigenen Struktur begründeten, außerhalb seiner selbst liegenden Wirkungsbereich hat. Dieses Entelechiefeld ist von der Materie unabhängig. Im Organismus ist Materie nicht mehr autonom. Driesch empfand die Notwendigkeit, diesen Faktor Entelechie dem Kausalgesetz zuliebe einzufügen. Es ist der »ganzmachende Kausalfaktor«. Dieser ganzmachende Kausalfaktor hat bei Driesch die Eigenschaft, daß er nicht in die Energieumsätze eingeht, sondern diese steuert. Das ist an sich für die klassische Biologie keine ungewöhnliche Annahme. Wir kennen schon aus der gewöhnlichen Chemie Vorgänge, bei denen ein Agens einen chemischen Vorgang steuert, ohne selbst in ihn einzugehen. Das ist zum Beispiel bei der Katalyse der Fall. Es werden also die Berechnungen der physikalisch-chemischen Energieumsätze von der Drieschschen Entelechie nicht betroffen. Man erfaßt jedoch mit allen Vergleichen, Analogien, Erklärungen den Vorgang nicht vollständig. Es war hier etwas ganz Neues geschehen.

Die naturwissenschaftliche Problematik liegt darin, daß mit der Entelechie ein Begriff eingeführt wird, der sich nicht mehr physikochemisch definieren läßt. Driesch hat gezeigt, daß zur Erklärung der von ihm untersuchten biologischen Phänomene die Einführung eines *über*physischen Wirkfaktors notwendig ist. Das ist sein unzerstörbares Verdienst. Dieses Verdienst ist um so größer, als er zu dieser Feststellung auf dem Weg über das klassische biologische Experiment gekommen ist. Der Begriff der Entelechie war für Driesch ein methodisches Hilfsmittel. Er beruhigte das Kausalitätsgewissen. Wenn man über diesen Begriff nicht allzu scharf – also nicht mit der Methodik der exakten Philosophie – nachdachte, konnte man sich der Illusion hingeben, daß alles in schönster Ordnung sei.

So wurden auch, als immer mehr solcher physikalisch-metaphysischer Grenzprobleme auftauchten, dergleichen formale Begriffe weiterhin ziemlich unbekümmert eingeführt. Aber die wahllose Einführung solcher Begriffe verdeckte geradezu die eigentliche Problematik des Lebendigen.

Dies nun ist der Punkt, an welchem die philosophische Lebensarbeit von Hedwig Conrad-Martius einsetzt. Es ist eine bedeutende Leistung in der Geschichte der Geisteswissenschaft. Die forschende Naturwissenschaft ist an der Grenze angelangt, bis zu der sie die Natur mit ihren Mitteln legitim zu deuten vermag. Sie ist in metaphysisches Gebiet vorgestoßen. Die Naturwissenschaft versucht, über ihr Dilemma hinwegzukommen, indem sie neue Begriffe einführt, mit denen sie formal die logischen Widersprüche zu überbrücken glaubt. Aber wesensblind, wie die Forschung im Lauf eines Jahrhunderts geworden ist, nimmt sie die neuen, sich als notwendig erweisenden Begriffe nicht wirklich ernst. Das tut die Philosophin.

In subtilen, über Jahrzehnte sich erstreckenden Untersuchungen von höchster philosophischer Dignität klärt die gescheiteste Frau unserer Zeit die Fragestellungen in ihrem metaphysischen Ernst. Sie zeigt das volle Gewicht der Probleme auf. Sie zeigt ihre gefährliche Wirklichkeit. Sie löst viele der Probleme und zeigt die Wege, auf denen weitere Fortschritte zu erwarten sind. Von der Entelechie sagt die Philosophin, daß sie von echter, freilich nicht mehr physischer, sondern transphysischer Realität sei. Sie ist eine Wirkmächtigkeit, die aber nicht blind wie die physischen Naturkräfte, sondern sinnentsprechend wie eine menschliche Handlung ist. Die Entelechie besitzt zugleich die Wirkmächtigkeit einer physischen Kraft *und* die »Vernünftigkeit« eines zielgerechten und sinnvollen Handlungsplans. Die Entelechie muß man vollkommen ernst nehmen. Es gibt sie de facto als einen zu gänzlich objektiver Wirkmächtigkeit gewordenen sinnvollen Plan. Ein körperliches Naturwesen ist nur dann lebendig zu nennen, wenn es eine letzte, nicht physikochemisch zu fassende Ursache in sich schließt, auf der seine Entstehung, seine Entwicklung und Gestaltung, sein Wachstum und alle seine sonstigen Lebenstätigkeiten beruhen. Und wenn dem gesamten physikochemischen Lebensgetriebe, das die Biologie in ihrer Weise so erfolgreich analysiert, ein Lebensprinzip als letzte Ursache zugrunde liegt, dann muß dieses Lebensprinzip den ganzen körperlichen Organismus in ihm selbst transzendieren, es muß ihn umfassen und durchfassen, um ihn beherrschen zu können. Der lebende Organismus umfaßt sich selber kraft seines überphysischen Lebensprinzips ganz und gar und durch und durch.

Es soll hier nicht der Versuch unternommen werden, das weitgespannte Werk der großen Philosophin mit wenigen Worten zu referieren. Wenn man es kennenlernen will, muß man sich die Mühe machen, es selbst zu studieren. In ihren beiden heute schon klassischen Abhandlungen »Naturwissenschaftlich-metaphysische Perspektiven« und »Bios und Psyche« hat Hedwig Conrad-Martius die Grundgedanken ihrer neuen Einsichten zusammengefaßt. Sie zeigt in diesen beiden Büchern, daß es eine ganze Hierarchie von entelechial wirksamen Prinzipien gibt, die durchaus exakt voneinander zu unterscheiden sind. Auch bleibe man auf halbem Wege stehen, wenn man nicht begreife, daß es zu den entelechial aktualisierenden Potenzen jeweils passive materiale Ermöglichungsgrundlagen geben müsse. Erst mit genaueren Einsichten in diese Sachverhalte wird es möglich sein, den ganzen konkreten Zusammenhang der vielseitigen entelechialen Beherrschung des Lebendigen mit den heute äußerst interessant, ja aufregend gewordenen biologischen Erfahrungsgegebenheiten zu gewinnen. Es scheint an einzelnen Stellen heute schon möglich, gewisse biologische Versuche unter solchen metaphysischen Aspekten anzustellen. Man braucht dabei durchaus nicht sogleich zu metaphysischen Regionen im strengen Sinne überzugehen oder gar aus allem gleich einen Gottesbeweis zu machen. Es handelt sich hier um noch nichts weiter, als um die wissenschaftliche Eroberung durchaus realer Kausalgründe und Seinsbezirke, die über unsere physische Raumzeitwelt unmittelbar hinausliegen, ohne dabei etwa »psychisch« zu sein.

Für die Erlösung, die die neuen Wissenschaften der Mannigfaltigkeit dem Menschen bringen werden, ist die »Metabiologie«, wie man diese naturwissenschaftlich-philosophische, neu geschaffene wissenschaftliche Disziplin nennen könnte, ein erstes hervorragendes Beispiel. In ihren neueren Arbeiten über die Probleme der Zeit und des Raumes ist die große Forscherin zu weiteren luziden Einsichten in das Wesen der Welt, in der wir leben, gelangt. Es liegt eine tiefe Ironie darin, daß im 19. Jahrhundert, das sich das Zeitalter der Naturwissenschaft nannte, die einzelnen Disziplinen immer mehr auseinanderfielen, immer mehr Bereich von Spezialisten wurden. Der Verzicht auf eine »naturwissenschaftliche Weltanschauung« hat dazu geführt, daß die auseinandergefallenen Spezialdisziplinen sich wieder zu einem einheitlichen System zusammenzuschließen beginnen. Physik und Chemie sind heute schon keine verschiedenen Wissenschaften mehr, insofern die Chemie einen quantenmechanischen Unterbau bekommen hat. Die experimentelle Biologie wird sich an dieses System, wenn auch vielleicht nur mit einem großen Aufwand an wissenschaftlicher Mühe und Arbeit, aber doch ohne prinzipielle Schwierigkeiten lückenlos anschließen lassen.

Was aber nun vollständig neu ist, das ist, daß dieses ganze großartige System nach einer jahrhundertelangen Pause wieder unter die Herrschaft der gestrengen Herrin, der Königin aller Wissenschaften, der Philosophie zurückkehrt. Niemand wird dem Irrtum verfallen, nunmehr etwa das neue einheitliche Weltbild der Naturwissenschaft für das Bild der Schöpfung zu nehmen. Gerade weil die Physik die Grenzen ihres Geltungsbereichs von sich selbst aus abgesteckt hat, entsteht erst die Möglichkeit, in legitimer Weise ihre Ergebnisse der philosophischen Untersuchung auf ihre wahre Bedeutung und ihr wahres Wesen hin zu unterwerfen.

In einem großartigen Bogen kehrt die Forschung vom Newtonschen Gravitationsgesetz und der Schroedingerschen Wellenfunktion zurück zum hierarchisch-äonischen Weltbild des Aristoteles, der mindestens ebensosehr wie Vergil den Ehrennamen eines »Vaters des Abendlandes« verdient hat.

Die Lage, in welche die Biologie durch die Einsicht, daß das Lebendige unter einer konkreten vielseitigen entelechialen Beherrschung steht, geraten ist, ist schon aufregend genug. Vollends dramatisch aber ist die Situation in der Heilkunde des Abendlandes geworden. Das Ziel dieser Heilkunde ist, in seinem Gleichgewicht gestörtes Leben wieder ins Gleichgewicht zu bringen.

Die wissenschaftliche Grundlage der Heilkunde ist die experimentelle Biologie. Wir wissen aber nun, daß die experimentelle Biologie zum Gegenstand ihrer Forschung gar nicht das Leben, sondern nur die physikochemischen Bedingungsgrundlagen des Lebens hat. Einer Therapie, die sich ausschließlich auf experimentelle Biologie stützt, sind nur diejenigen Störungen des Lebendigen zugänglich, welche Störungen der physikochemischen Bedingungsgrundlagen des Lebendigen sind. Der Arzt, der vor dem Patienten steht, kommt damit nicht aus.

Die metaphysische Unruhe, die seit einem Menschenalter die Heilkunde bewegt, entspringt der Tatsache, daß die wissenschaftlichen Grundlagen der modernen Medizin von vornherein nicht das umfassen, was die Heilkunde am Krankenbett vor sich hat. Der Arzt hat einen Patienten vor sich, in dessen gestörter Gesundheit die Transzendenz der Person des Patienten mit gestört ist.

Von der Metabiologie aus scheint es möglich, eine echte Definition der Gesundheit zu geben. Die Medizin hat eine solche nicht. »Normaler Ablauf der Funktionen« ist offenbar nicht eine Definition, die das Wesen einer der kostbarsten Gaben, die dem Menschen in die Welt mitgegeben worden ist, in zulänglicher Weise beschreibt. Vielleicht ist Gesundheit der Zustand der Harmonie zwischen einem Lebewesen und seiner Entelechie. Nur eine Heilkunde, die das ganze, entelechial gesteuerte Lebendige in ihre Behandlung einbezieht, hat Aussicht, nicht nur gestörte biologische Funktionen wieder ins gleiche zu bringen, sondern tatsächlich kranke Menschen zu heilen. Faktisch tut das seit Hippokrates jeder Arzt. Die Metabiologie, die wahre Wissenschaft vom Leben, eröffnet den großartigen Aspekt, der Transzendenz des Lebens in exakt sachlicher Weise so weit habhaft zu werden, daß rationale therapeutische Überlegungen und Maßnahmen auf der um diese Kenntnis erweiterten Basis der experimentellen Biologie ins Auge gefaßt werden können. Das glänzende neue Werk Viktor von Weizsäckers »Pathosophie«, dieses Werk über die »Weisheit des Leidens«, ist ein eindrucksvolles Beispiel der metaphysischen Unruhe der modernen Medizin und ein bedeutender Schritt auf dem Wege in die Zukunft der Heilkunst.

Die eine Säule des Gebäudes der klassischen Physik war die Vorstellung von der durchgehenden Gültigkeit des Kausalgesetzes in einem von nur mechanischen Kräften betriebenen Universum. Die andere Säule war die Vorstellung vom ungestuften, unendlichen euklidischen Kontinuitätsraum, dem Gefängnis des Menschen. Wie Samson das Haus der Philister, brachte die klassische Physik, indem sie im Fortgang ihrer Forschung diese beiden Säulen zerbrach, das Haus des großen Irrtums zum Einsturz. Unter den Trümmern begrub sie sich selbst.

Auf diesen Trümmern kann ein neues geistiges Gebäude der Erkenntnis errichtet werden, der Erkenntnis, daß unsere Welt ihrem Wesen nach eine gestufte, hierarchische Welt ist und der Mensch in ihr seinen Ort hat.

Der Weg ins Unbekannte

Ruhm und Glanz der modernen naturwissenschaftlichen Medizin stehen mit ihrem hervorstechendsten Mangel, dem Mangel an Humanitas, in einem eigentümlichen Zusammenhang.

Von dem ersten Patienten an, den der Arzt, vielleicht nicht ohne eine gewisse Rührung, durch die magische Pforte seines Sprechzimmers eintreten läßt, bis zu dem letzten Patienten, dessen leidende Seele er ihr gebrechliches biologisches Gehäuse verlassen sieht, wird sein Leben beherrscht von einer Spannung, die er allein mit seinen eigenen Kräften bewältigen muß. Es ist die Spannung zwischen den Anforderungen, welche der Patient an ihn stellt, und den Mitteln, welche die medizinische Wissenschaft ihm in die Hand gibt, diesen Anforderungen zu genügen.

Es handelt sich hier nicht darum, daß die wissenschaftliche Medizin dem Arzt nicht für jede Krankheit ein Heilmittel in die Hand geben kann. Es handelt sich hier auch nicht darum, sogenannte Mißstände aufzuzeigen. Ärztliche Tätigkeit reicht weit in alle Gebiete des Lebens hinein. Die mangelhafte Ordnung des Lebens tritt im Rahmen der ärztlichen Tätigkeit notwendig überall in Erscheinung. Infolge der hohen Anforderungen, die man an den ärztlichen Stand zu stellen sich gewöhnt hat, wird die mangelhafte Ordnung des Lebens in diesem Bereich immer besonders stark empfunden werden. Es handelt sich auch nicht darum, die Leistungsfähigkeit der modernen Medizin anzuzweifeln. In diesen Essays ist oft genug darauf hingewiesen worden, wie bewundernswert all diese zauberhaft wirkenden Mittel und all diese scharfsinnig erdachten Methoden sind, mit denen die moderne wissenschaftliche Medizin dem Menschen hienieden die Mühen seines Erdendaseins erleichtert und verlängert.

Am wenigsten handelt es sich darum, die Autorität der Ärzte in Zweifel zu ziehen. Nichts ist törichter als diese larmoyanten und geschmacklosen Berichte, die jeder Arzt sein Leben lang mit höflicher Langeweile sich anhört, von jenem unfähigen Dr. X., der offenbar keine Ahnung hatte, was dem Unglücklichen fehlte, und alles mögliche ohne Erfolg versuchte, und dem wundervollen Dr. Y., der »auf den ersten Blick erkannte, was los war«. Was los war, ist in solchen Fällen gewöhnlich weiter nichts, als daß der Larmoyant ein alter Querulant und Hysteriker ist, den man am besten hinters eigene Licht führt.

Nichts braucht weniger bezweifelt zu werden als die Tüchtigkeit des modernen, wissenschaftlich geschulten Arztes. Auf eine witzige Weise ist sogar die allgemeine Empörung über den Kunstfehler eines Arztes ein Ausdruck der hohen Meinung, die man gerechterweise von der Tüchtigkeit des modernen Arztes hat. Jeder ist einverstanden, wenn man infolge schlechter Laune gelegentlich die Behauptung aufstellt, von zehn Menschen seien wenigstens sechs mittelmäßige Dummköpfe. Wenn die sechs Dummköpfe gerade anwesend sind, rechnen sie sich ja auf jeden Fall zu den anderen vier. Bei dieser Statistik findet niemand etwas dabei. Aber daß unter zehn Ärzten ein Dummkopf sei, wird durchaus als eine empörende Tatsache empfunden. Welch hohe Meinung vom Niveau des ärztlichen Standes!

Ganz anders sieht die Sache aus, wenn man die Frage nach den Quellen stellt, aus denen die Autorität des ärztlichen Standes gespeist wird. Für die Mehrzahl der Zeitgenossen ist sie in dem blinden Glauben an die Leistungsfähigkeit der modernen Naturwissenschaft gegründet. Dagegen braucht man nichts weiter zu unternehmen. Dieser Glaube ist, infolge Unkenntnis, kein Urteil, sondern ein Vorurteil. Durch Argumente ist er weder zu erschüttern noch zu verstärken.

Die Problematik der Lage tritt erst in Erscheinung, wenn der Arzt selbst seine Autorität auf die Leistungen der Naturwissenschaft zu begründen unternimmt.

Wenn der junge Student der Medizin die Universität betritt, betritt er die ehrwürdige Stätte einer sehr alten Überlieferung, welche sich selbst den Namen der Universitas gibt, der das Universum umfassenden Wissenschaft. Man verharre einen Augenblick, um die Würde dieses Wortes ein wenig zu bedenken. Müßte nicht an diesem Tor, in das der Scholar einzutreten sich anschickt, ein alter Philosoph mit grauem Barte stehen, der ihn belehrte, was dieses Wort bedeutet, der das ihm sagte, was der weise alte Johann Huizinga, der Jacob Burckhardt unserer verlorenen Zeit, in seinem letzten Werk von der »Geschonden Wereld«, der Geschundenen Welt, auf so unübertreffliche Weise gesagt hat – daß der Begriff der Universitas in jener Reihe von Begriffen steht, in welchen die westliche Welt sich dargestellt hat, daß der Begriff der Universitas zu jener Sphäre gehört, in der die Urbanitas lebendig ist, der Humanismus, die französische civilisation, die englische civilization, das holländische beschaving und vor allem die civiltà, diese vom lateinischen civilitas herkommende wunderbare Wortschöpfung Dantes, in der der Begriff dessen, was die deutsche Sprache Kultur nennt, den reinsten Ausdruck gefunden hat, diese civiltà, die die Forderung enthält nach der vita felice, dem glücklichen Leben, welches in der Übung der eigenen Tugend und in der Betrachtung Gottes besteht.

Das alles müßte der alte Philosoph dem Scholaren erzählen, der, indem er die Universitas betritt, sich anschickt, ein Handwerk zu erlernen, das ihn befähigen soll, leidenden Menschen zu helfen.

Was aber lehrt die medizinische Wissenschaft den Scholaren? Sie lehrt ihn Physik, Chemie, Biologie, Zoologie, Botanik und eine vollständige Kenntnis der menschlichen Leiche.

Von Physik, Chemie, Biologie wurde gezeigt, daß sie Wissenschaften sind, die weder für die Schöpfung Gottes noch für die menschliche Seele, ja kaum für das Individuum Platz haben, geschweige denn für das Du, den Nächsten jener Welt des Humanismus, von der die Aufgabe, den Leidenden zu helfen, sich herleitet. Daß hier ein Prinzip vorliegt, eine Art Laplacesches Prinzip, kann man schon daran sehen, daß in der Zoologie und Botanik, die doch wenigstens die Natur zum Gegenstand haben, keinerlei Wert auf den betrachtenden und beschreibenden Teil dieser schönen Wissenschaften gelegt wird, sondern nur auf ihren systematischen Teil.

Ohne Zweifel braucht der Scholar solide Kenntnisse in all diesen Fächern, um sich später der klinischen Methodik der modernen naturwissenschaftlichen Medizin bemächtigen zu können. Aber niemand sagt dem jungen Scholaren, wie beschränkt der Ausschnitt der Wirklichkeit ist, der mit diesen wissenschaftlichen Disziplinen erfaßt wird. Niemand warnt ihn davor, dem Irrtum des 19. Jahrhunderts zu verfallen und diese physikalisch-biologisch-anatomische Realität mit der Realität an sich ineinszusetzen. Niemand zeigt ihm, wie er sich vor diesem Irrtum schützen könne. Niemand lehrt ihn, daß es die letzten und feinsten Erkenntnisse eben dieser Naturwissenschaft selbst sind, das neue, aus der Atomphysik entstandene Denken, das ihn vor dem Irrtum des 19. Jahrhunderts bewahren kann.

Sicherlich ist das Studium all dieser Wissenschaften eine ausgezeichnete Vorbereitung für das klinische Studium. Aber ist es eine Vorbereitung für den Beruf des Arztes?

Mit den Betrachtungen in den ersten dieser Essays sollte die geistige Landschaft, in der Arzt und Patient unserer Zeit sich treffen, unter den Aspekt jener Welt gestellt werden, in der Begriffe wie Universitas und Humanitas noch lebendig sind. In diesen Betrachtungen wurde gezeigt, welche bedeutende, ja entscheidende Rolle das Vertrauen zwischen dem Arzt und dem Patienten spielt. Ist es wirklich eine so übertriebene Forderung an die Medizin, zu erwarten, daß so, wie sie den jungen Scholaren die Beherrschung der technischen Mittel lehrt, sie ihm auch die Grundlagen verschafft für die Beherrschung der geistigen Mittel, die für die Ausübung seines Berufes unentbehrlich sind? Wie Huizinga sagt, ist »für jedes Vertrauensverhältnis eine geistige Übereinstimmung erforderlich, auf der das Vertrauen ruhen kann. Die physische oder biologische Welt erzeugt ein solches Vertrauen keineswegs. Lehrt uns doch die Natur oder die Materie nicht, einander zu vertrauen«.

Die wissenschaftliche Medizin lehrt den Scholaren diese Grundlagen nicht, aber nicht deshalb, weil sie darauf verzichtet, sondern aus dem sehr viel einfacheren Grund, weil sie gar nicht dazu imstande ist.

Natürlich haben die führenden Köpfe der Medizin den Irrtum des 19. Jahrhunderts hinter sich, nicht aber die schlechten Gewohnheiten dieses Säkulums des Unglücks. Denn wie geht es nun weiter?

Der junge Scholar betritt die klinischen Hörsäle mit seinem, durch Wissen, auf die physikalisch-biologische Realität eingeengten Blickfeld. Das ist die Vorbildung, die die Universitas ihm mitgibt, um die Behandlung von leidenden Menschen zu erlernen. So erlernt er die Beherrschung all jener erfolgreichen Mittel und Me-

thoden, deren sich die moderne Medizin mit Hilfe der experimentellen Naturwissenschaften bemächtigt hat.
Wie sehen die Erfolge aus?
»Eine sorgfältige Statistik zeigt uns, daß wir mit dieser Methode in neunzig Prozent der Fälle eine vollständige Heilung erzielen können...«
Das ist in der Tat ein vorzügliches Ergebnis, insbesondere, wenn man in Betracht zieht, welche Mühe, welchen Aufwand an Genie, Scharfsinn, Fleiß und Hartnäckigkeit es gekostet hat, dieses vorzügliche Ergebnis zu erreichen. Aber was ist mit den anderen, den zehn Prozent?
Für den Arzt sind die zehn Prozent ebenso wichtig wie die neunzig Prozent. Die Geheilten verschwinden mit jener so natürlichen und angenehmen Undankbarkeit, die es dem Arzt erspart, die pathetische Rolle des Wohltäters der Menschheit spielen zu müssen. Die zehn Prozent bleiben ihm. Die Wissenschaft kann mit ihnen nichts anfangen. Sie setzt zwar ihren wundervollen Mechanismus weiter darauf an, die zehn Prozent auf ein Prozent zu vermindern. Aber ein Rest wird immer bleiben, ein Rest, der unbeugsam dem Erfolg widersteht. Die Wissenschaft pflegt sich in diesem Fall sogar der Schöpfung zu erinnern und schickt diesen Rest nach Hause, versehen mit einigen tröstenden, pseudotheologischen Sentimentalitäten über die Unvollkommenheit eben dieser Schöpfung. Kann sie trösten?
Das eine Prozent, am Ende ist es vielleicht nur noch einer, ein Homo patiens. Aber dieser eine ist ein Mensch. Er fällt aus der Erfolgsstatistik heraus. Wo fällt er hin?
Wir wissen es. Er fällt auf den Haufen Lumpen, auf dem Hiob liegt, seine Schwären zu pflegen und Gottes Güte zu preisen.
Eine naturwissenschaftliche Medizin steht diesem Mann hilflos gegenüber. Wer ihm ein wenig helfen kann, das ist ein alter Arzt. Mag er als ein noch so vollkommener Mediziner seine Laufbahn begonnen haben, sein Leben zwingt ihn, ein Mensch zu werden. Irgendwo haben wir alle noch das Gefühl, daß ein alter Arzt besser sei als ein junger. Wir haben vor der Tüchtigkeit eines jungen Arztes Respekt. Wir sind zufrieden, wenn es ihm gelingt, uns in die neunzig Prozent einzumontieren. Einen alten Doktor lieben wir. Wir lieben ihn um seiner Weisheit willen und sind geneigt, ihm zu verzeihen, wenn wir bei ihm unter den zehn Prozent gelandet sind. Wir wissen, wieviel Leid er sehen muß, und fühlen uns bewogen, ihn über seinen Mißerfolg zu trösten, auch wenn wir selbst es sind, die dieser Mißerfolg betroffen hat.

Und er, er wird uns trösten über die ausgezeichnete Gesellschaft, in die wir geraten sind, die Gesellschaft der zehn Prozent, die keinen Teil an den Erfolgen hat. Schließlich werden wir, die Gesellschaft der zehn Prozent, die anderen ja alle einmal wiedersehen auf jenem alten Acker vor den Toren der Stadt, der geduldig wartet, bis die wissenschaftliche Statistik die so befriedigende Vollständigkeit der hundert Prozent erreicht hat.

Die weisesten dieser alten Ärzte sind die großen, weltberühmten Kliniker, die, nachdem sie ein Leben lang junge Scholaren zu Medizinern erzogen haben, uns in ihren gescheiten Biographien am Ende ihres Lebens mit souveräner Skepsis in das Geheimnis einweihen, daß sie selbst nicht allzuviel von der Sache halten.

Die Fortschritte in den Erfolgen für die neunzig Prozent sind bei der wissenschaftlichen Medizin in guten Händen. Fortschritte bei den zehn Prozent, die aus der Erfolgsstatistik schon herausgefallen sind, sind mit den Mitteln der Wissenschaft nicht zu erreichen. Für sie gilt das, was Aldous Huxley in seinem Buche »Ends and Means« über den Fortschritt gesagt hat – »the only progress is the progress in charity«.

Fortschritt in Nächstenliebe läßt sich in Prozenten nicht erfassen. Er ist der wissenschaftlichen Medizin verschlossen. Sie ist noch immer eine Wissenschaft des 19. Jahrhunderts. Wie wenig die wissenschaftliche Medizin imstande ist, aus dem engen Bereich ihrer im 19. Jahrhundert erarbeiteten Begriffsschemata herauszukommen, kann man an nichts besser sehen als an dem neuesten Fortschritt.

Das erste große, vollständig geschlossene System von Krankheitsbildern wurde auf der Cellularpathologie Virchows aufgebaut. Das primitive Denken des 19. Jahrhunderts machte in der Medizin diesem System von Krankheitsbildern gegenüber denselben Fehler wie die klassische Physik gegenüber den von ihr gefundenen Gegebenheiten. Man glaubte, wirkliche Krankheiten gefunden zu haben als etwas, das eine vollständige Realität habe. Man sah nicht, daß das System der Krankheitsbilder ein Begriffsschema war, das man auf die Häufigkeit des Vorkommens von Symptomen anwandte. Bei gewissen besonders häufig in bestimmter Weise einander zugeordneten Symptomen einigte man sich darauf, diesem Häufigkeitsvorkommen, diesen Symptomenkomplexen den Namen einer Krankheit zu geben.

Das Unzulängliche und etwas Grobe dieser Schematisierung wurde ausgeglichen durch eine scharfsinnige und sorgfältige Beschreibung der Übergangsstadien von einer als Krankheit benannten Häufigkeitsballung von Symptomen zu den benachbarten, wiederum als Krankheiten benannten Häufigkeitsballungen von Symptomen. Diese Differenzierungen wurden mit den Mitteln der Differentialdiagnose in einer für die praktischen Bedürfnisse ausreichenden Weise erfaßt.

Als man in den Vitaminen, Fermenten und Hormonen ganz neue, zur Zeit Virchows noch unbekannte Elemente biologischer Wirksamkeit entdeckte, entdeckte man natürlich auch neue Symptome. Teilweise gelang es noch, diese Symptome mit dem alten Begriffsschema der Virchowschen Cellularpathologie zu erfassen. Teilweise mußte man ganz neue Krankheitsbilder schaffen. Diese Krankheitsbilder waren große Entdeckungen. Aber vor allem deckten sie die Mängel auf, die das Begriffsschema der cellularpathologischen Krankheitsbilder enthalten hatte.

So entwickelte sich neben der alten Virchowschen Cellularpathologie eine neue Pathologie. Da sie nicht an Zellen gebunden war, sondern an die Saftströme des Körpers, empfand man sie als eine Pathologie der Flüssigkeiten und nannte sie nach einem alten Begriff Humoralpathologie.

Dieser Vorgang wiederholt sich zur Zeit. Man entdeckte wirksame Mechanismen, die sich in einer Regulierung biologischer Vorgänge durch das Nervensystem ausdrücken in einem Umfang, den man bisher nicht vermutet hatte. Diese neue, von Speranski geschaffene Nervalpathologie, die zur Zeit, man kann nicht anders sagen als in Mode gekommen ist, deckt nunmehr diejenigen Mängel auf, die sowohl das cellularpathologische wie das humoralpathologische Begriffsschema haben. Aber immer noch steckt man so tief im Denken des 19. Jahrhunderts, daß man wiederum meint, man entdecke dabei neue Krankheiten als neue Realitäten, während man doch nur auf alte, neu erklärte Symptome ein neues Begriffsschema anwendet.

Moden haben etwas Suggestives, und so ist die Medizin in eine Epoche der Nervalpathologie geraten. Nur ist es eine Epoche, die keine Epoche machen wird. Die eigentlichen Aufgaben der Wissenschaft der Medizin liegen in unserer Zeit an anderer Stelle und auf anderer Ebene.

Das naturwissenschaftliche Experiment macht den Menschen zum Objekt. In der statistischen Betrachtungsweise der modernen wissenschaftlichen Medizin erscheint der Mensch nicht als Mensch, sondern als ein objektiviertes statistisches Individuum. Das ist eine Grundhaltung der wissenschaftlichen Medizin. Auch die klinische Betrachtungsweise »als ein Fall von...« macht ihn zum Objekt.

Schließlich ist jede Neueinführung eines Medikamentes, jede neue Operationsmethodik ihrem Wesen nach ein Experiment. Man braucht dazu moralisch keine Stellung zu nehmen. Die Risiken dieser Arbeitsmethode, wenn sie gewissenhaft angewendet wird, lohnen sich ganz offensichtlich. Nur sollte die Medizin nicht versuchen, darüber hinwegzutäuschen, daß sie am Menschen experimentiert.
Der wissenschaftliche Mediziner ist als Forscher Subjekt gegenüber seinem Fall, der Objekt für ihn ist. Darin liegt der Mangel an Humanitas. Der Mensch ist Subjekt unter Subjekten. Jede Denkform, die ihn dieser Eigenschaft als Subjekt beraubt, beraubt ihn seiner menschlichen Würde.
Wie man sieht, ist dieser Mangel der medizinischen Forschung an Humanitas bedingt durch dieselbe Methodik, welche ihr zu ihren Erfolgen verholfen hat.
Es sei sogleich noch auf einen Einwand eingegangen, der naheliegt. Die moderne wissenschaftliche Medizin hat, wird man sagen, eine eigene Disziplin, die sich mit der in dem biologischen Individuum irgendwie und auf eine rätselhafte Weise verankerten Seele beschäftigt.
Aber auch die Psychiatrie macht die Seele zum Objekt ihrer Wissenschaft. Auch der Psychiater als Forscher steht als Subjekt der Seele des Patienten als Objekt gegenüber. Dies trifft nicht zu für die Psychoanalyse. Welche Schwierigkeiten hat die Psychoanalyse gehabt, überhaupt als Wissenschaft von der Medizin anerkannt zu werden!
Die Psychiatrie kann keine Definition der seelischen Gesundheit des Menschen geben. Eine der Voraussetzungen seelischer Gesundheit ist, daß der Mensch moralisch gesund sei. Moralisch gesund werden aber kann er erst wieder, wenn er sich auf die jenseits der Physik liegenden, die metaphysischen Grundlagen seines Daseins besinnt. Diese Kategorien unterstehen nicht der Beurteilung der Psychiatrie. Sie ist eine psychologische und keine moralische Wissenschaft. Mit des Menschen unsterblicher Seele hat sie nichts zu tun. Die treffende Formel der englischen Sprache, von einem zu sagen, er sei »moral insane«, ist keine psychiatrische Feststellung.
Die medizinische Forschung wird sagen, eine wissenschaftliche Arbeit sei nicht möglich, wenn man das, was man untersuchen wolle, nicht zum Objekt mache. Darauf eben beruhten ihre Erfolge.
Nun gut! Aber eben nur die Erfolge. Wir haben gesehen, welche Folgen diese Haltung gehabt hat. Das ist ja das, was die Welt

seit 1500 in eine immer weiter um sich greifende Verwirrung gestürzt hat, diese kleine Wandlung in der menschlichen Grundhaltung, diese Fähigkeit und Bereitwilligkeit, aus dem Zustand der Humanitas in jene Haltung des modernen Menschen, des Forschers hinüberzuwechseln, deren wesentliches Merkmal eben diese Abweichung von der Humanitas ist. Daß die Natur zum Objekt gemacht wurde, hat zur Folge gehabt, daß die Natur auf dieser Erde immer mehr und mehr zerstört wurde. Huizinga sagt: »Mit der Zerstörung der Landschaft verschwand viel mehr als ein idyllischer oder romantischer Hintergrund. Es ging ein Teil dessen verloren, was den Sinn des Lebens ausmacht.« Den Menschen zum Objekt zu machen, wird keine andere Folge haben, als ihn ebenfalls zu zerstören.

Die »Ganzheit« des Patienten, von der neuerdings so viel die Rede ist, ist nicht nur ein schauderhaftes Wort der deutschen Sprache, sie ist durchaus die adäquate Charakterisierung für den Zustand des Objekts der modernen naturwissenschaftlichen Medizin, das zuerst atomisierte und dann aus seinen Teilen wieder »ganz gemachte« Individuum.

Es ist nichts dagegen einzuwenden, daß die experimentelle Biologie sich aus dem Kosmos das biologische Individuum per definitionem herauslöst, um es zu untersuchen und zu sehen, wie es funktioniert. Aber die experimentelle Biologie stellt auch nicht den Anspruch, den Menschen zu ihrem Gegenstand zu haben.

Die moderne wissenschaftliche Medizin hingegen behauptet, daß es der kranke Mensch sei, den sie behandle. Er ist es nicht. Die wissenschaftliche Medizin zwängt den Menschen in ihr enges Begriffsschema und kümmert sich nicht darum, was ihm dabei angetan wird.

Der Mensch in der Vollständigkeit seiner Humanitas ist, wenn er krank ist, in seiner Harmonie gestört. Es ist von vornherein ausgeschlossen, mit einem so engen Begriffsschema, wie es das der wissenschaftlichen Medizin ist, dieses Menschen überhaupt habhaft zu werden.

Sagt die medizinische Forschung, anders als durch Objektivierung des Patienten, anders als indem man ihn unter einen bestimmten gut definierten Aspekt setze, könne man keine exakte Medizin betreiben, nun, so erlaubt das uns zu sagen, daß dann eben die wissenschaftliche Medizin unzulänglich sei. Der Arzt jedenfalls muß die Aufgabe meistern, des ganzen Menschen habhaft zu werden, um seine gestörte Harmonie wieder ins Gleichgewicht zu bringen.

Die biologische Heilung eines kranken Menschen ist eine sehr nützliche Unternehmung, aber sie ist banal. Ihre Grenzen sind eng gezogen, so eng, wie die Medizin selbst sie durch das beschränkte Begriffsschema zieht, unter welches sie den Menschen stellt.
Die experimentelle Biologie hat, nachdem sie in philosophischer Weisheit und Bescheidenheit erkannt hat, wo ihre Grenzen liegen, die Wahl, ob sie eine neue Wissenschaft der Mannigfaltigkeit, die einen vollständigeren Aspekt des Menschen umfaßt als den biologischen Ausschnitt, welchen sie jetzt zum Gegenstand ihrer Forschung hat, selbst schaffen oder ob sie das anderen überlassen will.
Die wissenschaftliche Medizin hat diese Wahl nicht. Sie könnte zwar dabei bleiben, den Menschen weiterhin in ihr zu enges Begriffsschema hineinzuzwängen, aber die Unzulänglichkeit dieses Bemühens ist allzu offenbar. Die Medizin wird, wenn sie in ihrer inhumanen Haltung verharren wird, zu einer Technik absinken, derer man sich als einer nützlichen Sache bedienen wird.
Der modernste Zweig der Chirurgie hat diesen unsentimentalen und nützlichen Zustand schon erreicht. Wo die Künste des Friseurs zu Ende sind, übergeben die Frauen unserer Zeit ihre Gesichter der kosmetischen Chirurgie. Die kosmetische Chirurgie repariert die Schäden, die das Leben in die Gesichter gezeichnet hat. Das Skalpell verrichtet da wahre Wunder. Ob freilich die neue Schönheit, die das Skalpell zaubert, den Pinsel Rembrandts, Renoirs oder Corinths verlockt hätte, die alte Schönheit des Lebens darzustellen, muß bezweifelt werden. Auch sind die Wunder des Skalpells nicht von der gleichen Dauerhaftigkeit wie die Wunder des Pinsels.
Man wird in einer Klinik sich seine kranke Leber reparieren lassen, wie man sich beim Okulisten seine gesprungene Brille reparieren läßt. Das Verdienst der Medizin an der biologischen Gesundheit, die sie einem wiedergibt, ist dann von der Art des Verdienstes, das der Okulist daran hat, daß man wieder sehen kann. Um die Würde des Berufes, leidenden Menschen zu helfen, würde der Arzt allein weiterkämpfen müssen.
Die Aufgabe, welche der Medizin durch das neue Denken gestellt wird, ist zu großartig, als daß man befürchten müßte, daß sie nicht in Angriff genommen werden würde. Die medizinische Forschung wird eine grundsätzliche Erweiterung der Humanitas ihrer Grundlagen vornehmen.
Sie wird sich auf ihre alten und ehrwürdigen Überlieferungen

besinnen. Dabei wird ihre einzige geisteswissenschaftliche Disziplin, die bisher so bescheiden im Schatten der Erfolge leben mußte, ihr nützliche Dienste leisten. Die Geschichte der Medizin wird dann nicht mehr allein dazu dienen, die Modejournale der medizinischen Wissenschaft mit den Kupfern alter Ärzte zu schmükken. Auch wird man die geistvollen humanistischen Einfälle dieser alten Ärzte nicht mehr allein dazu verwenden, als kaum verstandene Sinnsprüche für die Publikationen des der Humanitas so fernen Denkens der wissenschaftlichen Medizin zu dienen. Man wird sich an die Aufgabe machen, diese humanistische Überlieferung wieder lebendig werden zu lassen.
Die biologischen Theorien des 17. und 18. Jahrhunderts, die romantische Naturphilosophie, sogar die Medizin der Chinesen, sie alle werden wissenschaftliche Bedeutung bekommen.
Es wird der medizinischen Wissenschaft dabei ähnlich ergehen, wie es der modernen Physik ergangen ist. Die Errungenschaften der klassischen Physik stellen sich im Rahmen der modernen Physik als Grenzfall dar. Nichts von den Ergebnissen der klassischen Physik braucht aufgegeben zu werden. Was das neue Denken leistet, ist die Einordnung der klassischen Physik in einen größeren Zusammenhang. Dabei wird die wissenschaftliche Medizin die gleichen Vorteile von der Tugend der Toleranz haben, wie die Atomphysik sie gehabt hat.
Die Medizin des neuen Denkens, die sich mit dem Menschen als einem transzendenten Wesen befaßt, bedarf einer metaphysischen Einordnung, damit sie ihrerseits die biologische Krankheit als Grenzfall in den größeren Zusammenhang der Störung der Harmonie des Menschen einordnen kann. In dieser neuen Medizin der Mannigfaltigkeit werden Krankheiten wie die Neurasthenie dem Zugriff der Medizin zugänglich werden. In diesem Rahmen wird man ebenso »den technischen Menschen« als Krankheit kennen wie den »moral insane«, den »Radiohörer«, den »Standardkäufer«, den »Massenmenschen«, den »Verkehrsteilnehmer« und, seien wir kühn, vielleicht auch noch die hormonal nicht recht beeinflußbare »Atrophie der Reue«.
Der Mensch, der geschundene Mensch der geschundenen Welt des 20. Jahrhunderts, stellt der Wissenschaft der Medizin eine wunderbare Aufgabe, die Aufgabe, ihm seine wahren Leiden heilen zu helfen. Die kranke Leber ist nicht das, was an ihm krank ist. Es ist der Gram, der ihm die Galle zum Überlaufen gebracht hat.
Eine solche neue Wissenschaft der Mannigfaltigkeit wird man nunmehr auch den Scholaren anbieten können. Woher will man

heute den Mut nehmen, zum Studium eine Wissenschaft anzubieten, die nur so schwache Versuche gemacht hat, von den Mängeln des 19. Jahrhunderts sich zu befreien. Wahrscheinlich wird man die Scholaren bitten müssen, ihr Vorphysikum bei der theologischen Fakultät abzulegen, damit sie nicht an der Leiche, sondern an der Seele erlernen, wer dieser Mensch ist, dem sie von seinen Leiden helfen sollen. Dafür wird in den Lehrsälen der Physik Platz für die Scholaren der Gottesgelahrtheit sein. Dort können sie sich das neue Denken aneignen, um gegen den Unglauben des 19. Jahrhunderts sogar mit naturwissenschaftlichen Argumenten antreten zu können.

Die Wissenschaft der Medizin kann an dieser Aufgabe, die das neue Denken des 20. Jahrhunderts ihr stellt, hochmütig vorübergehen. Dann wird die kommende Zeit der Mannigfaltigkeit die wissenschaftliche Medizin mit all ihren Ansprüchen hinter sich lassen.

Mit einem halben Gramm des Natriumsalzes der Diäthylbarbitursäure kann die Wissenschaft Kaiser Karl V. einen ehrlichen Schlaf nicht verschaffen. Diese Therapie wäre nicht mehr als der Versuch, die Sorge in Narkose zu versetzen. Nichts hindert die Sorge, in den Träumen der Majestät wieder aufzuwachen.

All die wunderbaren Geheimnisse, welche vierhundert Jahre experimenteller Forschung in dieses kleine weiße Häufchen Pulvers gebannt haben, machen es doch nicht würdig, dem Herrscher der Welt als Heilmittel angeboten zu werden. Es fehlt dem kleinen weißen Häufchen Pulvers noch ein minimes Geheimnis, das nur aus dem Stein der Weisen zu gewinnen ist. Es fehlt ihm noch ein halbes Milligramm Substantiae humanitatis.

Wenn die wissenschaftliche Medizin in der Lage sein wird, dieses letzte Geheimnis dem kleinen weißen Häufchen hinzuzufügen, dann wird sie es auch wagen dürfen, dieses Pulver für die Sorge eines Kaisers zu verschreiben.

Verwenden wir weitere vierhundert Jahre darauf, diese Aufgabe zu lösen. Es ist der Stein der Weisen, mit dessen Hilfe diese Aufgabe sich wird lösen lassen, das neue Denken, die neue Toleranz, die neue Bescheidenheit, die neue Mannigfaltigkeit, die neue Humanitas.

Das Haupt Kaiser Karls V. an seinem nächtlichen Kamin, der Majestät der Sorge gegenüber, auf deren säkulare Lumpen schon das Grau der Dämmerung eines neuen Morgens fiel, war umhüllt von der Trauer um eine Welt, die unter seiner Herrschaft zu zerfallen begann.

Das Gesicht der großen Sphinx der Zukunft ist undurchdringlich. Unbewegt blickt ihr Auge in die untergehende Sonne des Abendlandes. Von ihren Löwenpranken ruht die eine auf der Atombombe, die andere auf dem Stein der Weisen. Das Schicksal der Welt wird davon abhängen, welches dieser beiden Dinge das spielende Kind der Schöpfung sich nehmen wird.
Niemals hat es eines Engels nötiger bedurft.

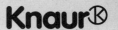

Jürgen Thorwald im Knaur-Taschenbuch-Programm:

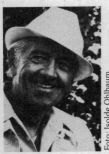

Foto: Isolde Ohlbaum

Jügen Thorwald, 1916 in Solingen geboren, bis zum Zweiten Weltkrieg Student der Medizin und Philologie, danach Angehöriger der Kriegsmarine, wurde nach dem Krieg mit Büchern wie »Die große Flucht«, »Das Jahrhundert der Chirurgen«, »Die Entlassung« und »Das Jahrhundert der Detektive« bekannt.

Die Entlassung
Das Ende des Chirurgen Ferdinand Sauerbruch. Roman. 224 S. Band 11

Hoch über Kaprun
Ein packendes Geschehen um das größte Kraftwerk Europas. Roman. 298 S. Band 191

Der Mann auf dem Kliff
Ein ungewöhnlicher Kriminalfall – von Jürgen Thorwald meisterhaft erzählt. Roman. 256 S. Band 1042

Blut der Könige
Das Drama der Bluterkrankheit in den europäischen Fürstenhäusern.
192 S. Band 3468

Die Illusion
Das Drama der Rotarmisten in Hitlers Heeren.
367 S. Band 3428

Das Ende an der Elbe
Ein dokumentarischer Bericht vom Ende des Zweiten Weltkrieges.
344 S. Band 3093

Es begann an der Weichsel
Ein fesselnder und eindringlicher Bericht über den Zusammenbruch der deutschen Ostfront 1944/45.
304 S. Band 3092

Das Gewürz
Die Saga der Juden in Amerika.
592 S. Band 3666

Das Jahrhundert der Detektive
Weg und Abenteuer der Kriminalistik.
Band 1:
Das Zeichen des Kain
221 S. mit 37 Abb.
Band 3157
Band 2:
Report der Toten
223 S. Band 3160
Band 3:
Handbuch für Giftmörder
204 S. Band 3164

Das Jahrhundert der Chirurgen
Ein Klassiker der Medizinhistorie.
203 S. mit 43 Abb.
Band 3275

Macht und Geheimnis der frühen Ärzte
Die Welt der frühen Ärzte in den frühen Hochkulturen: Ägypten, Babylonien, Indien, China, Mexiko und Peru.
320 S. mit 300 Abb.
Band 3138

Die Patienten
Menschen wie du und ich stehen im Mittelpunkt dieses großen Tatsachenromans.
544 S. mit 14 Abb.
Band 3383

Die Stunde der Detektive
Werden und Welten der Kriminalistik.
Band 1:
Blutiges Geheimnis
298 S. Band 3210
Band 2:
Spuren im Staub
317 S. Band 3211

Das Weltreich der Chirurgen
Dramatische Höhepunkte und Niederlagen der modernen Chirurgie.
296 S. mit 26 Abb.
Band 3281

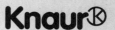

Die großen Romane der Pearl S. Buck

Lebendiger Bambus
360 S. Band 127

Die verborgene Blume
224 S. Band 1048
In ihrer vielleicht schönsten Liebesgeschichte erzählt die weltberühmte Autorin und Nobelpreisträgerin das Schicksal einer lieblichen Japanerin und eines jungen Amerikaners, auf deren gemeinsamem Lebensweg von Anbeginn die Schatten engstirniger Traditionen und rassistischer Vorurteile liegen.

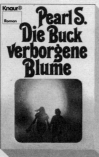

Das Gelöbnis
224 S. Band 733
Die Geschichte einer unbeirrbaren Liebe zweier Menschen in China.

Drachensaat
234 S. Band 796
Heiterkeit, der Glaube an das Gute und Vertrauen zu den Menschen haben Ling Tan alle Schwierigkeiten des kargen Lebens überwinden lassen.

Die Frauen des Hauses K
128 S. Band 676

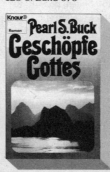

Geschöpfe Gottes
216 S. Band 1033
Der ewigwährende Konflikt zwischen Machtgier und Nächstenliebe, in dessen Mittelpunkt zwei erfolgreiche Männer stehen: Beide sind zu Ruhm und Reichtum gekommen, doch ihre Lebenswege trennen sie wie Tag und Nacht.

Die chinesische Heirat
160 S. Band 493

Eine Liebesehe
175 S. Band 755
In der fruchtbaren Landschaft Pennsylvaniens findet der Maler William Barton die Motive für seine Kunst und eine Frau, die ihm Ergänzung und Erfüllung ist. [755] DM 5,80

Das Mädchen von Kwangtung
160 S. Band 812
China im Bürgerkrieg. Auf der Missionsstation finden eine Handvoll grundverschiedener Menschen zueinander und bewähren sich im Augenblick höchster Gefahr.

Wo die Sonne aufgeht
173 S. Band 310

Am Teich der Lotosblüten
192 S. Band 786
Märchen aus dem Nahen und Fernen Osten.

Zuflucht im Herzen
153 S. Band 1010
Die weltberühmte Autorin berichtet über ihre schmerzlichste Lebensspanne: die Bewältigung der Einsamkeit. Ein Buch der Weisheit, des Trostes.

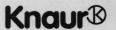

Taschenbücher

Erfolgsromane von Morris L. West

Der Botschafter
Hier wurden aktuelle Themen und fremde Wirklichkeiten zu einem erschütternden Bekenntnisroman verdichtet.
223 Seiten. Band 217

Harlekin
Skrupellose Männer manipulieren Märkte und Meinungen, organisieren Bankskandale und Terroranschläge.
288 Seiten. Band 527

In den Schuhen des Fischers
Kyrill Lakota ist der erste Russe auf Petri Stuhl. Ist er ein Märtyrer, ein Begnadeter oder lediglich ein naiver, weltfremder Mensch?
336 Seiten. Band 569

Insel der Seefahrer
Ein junger Forscher unternimmt mit einer Gruppe von Frauen und Männern eine Schiffsreise in die Südsee.
319 Seiten. Band 660

Die Konkubine
Um eine gefährliche Erdölbohrung auf einer exotischen Insel geht es in diesem Roman.
160 Seiten. Band 487

Kundu
Das Dröhnen der Kundu-Trommeln versetzt die Eingeborenen in einem Tal in Neuguinea in Ekstase und läßt sie aufbegehren gegen ihre weißen Herren.
160 Seiten. Band 1030

Nacktes Land
Als Lance Dillon von einem Ritt durch den australischen Busch nicht mehr zurückkommt, macht sich seine Frau zusammen mit dem Polizisten Neil Adams auf den Weg.
144 Seiten. Band 554

Proteus
Die Geschichte eines Mannes, der die ganze Welt herausfordert!
272 Seiten. Band 716

Der Salamander
Ein Mann rettet sein Land vor der Diktatur.
320 Seiten. Band 443

Der Schatz der »Doña Lucia«
Renn Lundigan startet eine Expedition, um den Schatz der vor dem australischen Barrier-Riff versunkenen spanischen Galeone »Doña Lucia« zu bergen.
160 Seiten. Band 594

Die Stunde des Fremden
Die abenteuerlichen Erlebnisse eines Amerikaners im Süden Italiens.
171 Seiten. Band 75

Des Teufels Advokat
Rätsel um einen geheimnisvollen Toten.
279 Seiten. Band 44

Tochter des Schweigens
Die unerhörten Verwicklungen um einen Mordprozeß in der Toskana.
208 Seiten. Band 117

Der Turm von Babel
Ein großer zeitgeschichtlicher Roman zum israelisch-arabischen Konflikt.
320 Seiten. Band 246

Der zweite Sieg
Ein Roman über die ersten verworrenen Nachkriegsjahre in Österreich.
238 Seiten. Band 671

Der rote Wolf
Dieser mitreißende Roman zeugt von der Kraft und dem Verhängnis elementarer Gewalten im Menschen und in der Natur.
239 Seiten. Band 627

Die großen Romane

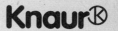

Simmel – einer der beliebtesten Autoren Deutschlands

Alle Menschen werden Brüder
600 S. Band 262

Bis zur bitteren Neige
570 S. Band 118

Der Stoff, aus dem die Träume sind
608 S. Band 437

Die Antwort kennt nur der Wind
512 S. Band 481

Es muß nicht immer Kaviar sein
550 S. Band 29

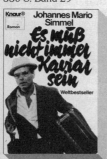

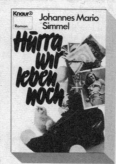

Hurra, wir leben noch!
635 S. Band 728.

Lieb Vaterland magst ruhig sein
599 S. Band 209

Niemand ist eine Insel
622 S. Band 553

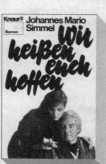

Zweiundzwanzig Zentimeter Zärtlichkeit
und andere Geschichten aus dreiunddreißig Jahren.
254 S. Band 819

Und Jimmy ging zum Regenbogen
639 S. Band 397

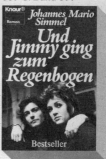

Wir heißen Euch hoffen
640 S. Band 1058

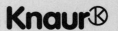

Humor

**Brix, Hans (Hrsg.):
Da lachen selbst die
Elefanten**
112 S. Band 753

**Cefischer:
Oskar,
der Familienvater**
Die Schnurren des
lustigen Katers Oskar.
96 S. Band 2102

**Cefischer:
Frech wie Oskar**
Weitere Abenteuer
von Oskar, dem
Familienvater.
96 S. Band 2104

**Bartosch, Günter:
Frau Wirtin liebt es
auch noch heut…**
Neue Wirtinen-Verse
direkt aus dem Leben
gegriffen und von Fernsehzeichner Oskar
mit frechen Bildern
versehen.
96 S. mit 51 Zeichnungen. Band 2110

**Dvorak, Felix:
Humor kennt keine
Grenzen**
Felix Dvorak erzählt
Witze aus aller Welt.
144 S. Band 2113

**Hürlimann, Ernst:
Ja, so san's oder
Ja, so sind sie**
Aus dem Alltag eines
Millionendorfes.
128 S. mit 178 Abb.
Band 2103

**Hechenberger, Freny:
Kennst du den?**
Tausend Witze –
und wie man sie sich
merken kann.
208 S. Band 2107

**…in diesem unserem
Lande**
Deutschland nach
der Wende.
96 S. Band 2125

**Jacobsson, Oscar:
Die besten Adamson-Bildgeschichten**
160 S. Band 2106

**Kaiser, Ulrich:
Tausend miese
Tennis-Tricks**
Oder: Intelligenz setzt
sich durch.
176 S. mit 20 Zeichnungen. Band 2111

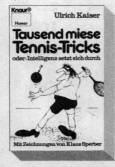

**Langer, Heinz:
Spitze Spritzen**
Ärztecartoons.
128 S. mit 160 Cartoons.
Band 2109

**Leukefeld, Peter/
Hanitzsch, Dieter:
Links verbrandt und
rechts verkohlt.**
Politische Witze
und Cartoons.
96 S. Band 2114

**Martin, Axel/
Liebermann, Erik:
Bürobic: Sie regt's an,
den Chef regt's auf**
96 S. Band 2116

**Schneyder Werner:
Gelächter
vor dem Aus**
Die besten Aphorismen
und Epigramme.
256 S. Band 2108

**Sunshine, Linda:
Schlapp mit Jane**
oder wie ich es fertigbrachte, ohne Aerobic
zu überleben.
96 S. Band 2126

**Wittich, Boris:
Von Blaublütigen
und Andersgläubigen**
Die schönsten Witze
über Adel, Juden, Geistlichkeit. 128 S.
Band 2101

**Wittich, Boris:
Ärztewitze**
Besser als jede Pille
128 S. mit 20 Abb.
Band 2105

Medizin und Gesundheit Knaur®

Aubert, Claude:
Das große Buch der biologisch-gesunden Ernährung
208 S. Mit Tabellen und Grafiken.
Band 4301

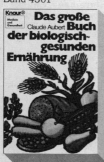

Friedmann, Lawrence:
W. und Lawrence Galton
Was tun, wenn der Rücken schmerzt?
288 S. mit 58 Abb.
Band 4302

Galton, Lawrence:
Was tun, wenn der Magen streikt?
Das menschliche Verdauungssystem und seine normalen wie auch gestörten Funktionen.
336 S. Band 4304

Hertwig, Hugo:
Knaurs Heilpflanzenbuch
Ein Hausbuch der Naturheilkunde.
400 S. mit 50 mehrfarb. Pflanzendarstellungen.
Band 7197

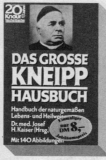

Kaiser, Dr. med. Josef H.:
Das große Kneipp-Hausbuch
Dieses große Kneipp-Buch leitet an zu richtiger Ernährung, zu Anwendung von Heilpflanzen sowie zu einer naturgemäßen Lebens- und Heilweise.
864 S.
Jubiläumsband 4306.

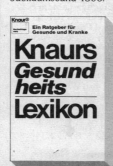

Knaurs Gesundheitslexikon:
960 S. mit 155 Abb.
Band 7002

Knaut, Horst:
Herzinfarkt
Ursachen, Erfahrungen, Ratschläge.
320 S. Band 4305

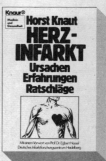

Obeck, Victor:
Isometrik
Die erfolgreiche und revolutionäre Methode für müheloses Muskeltraining.
128 S. mit 120 Abb.
Band 4303

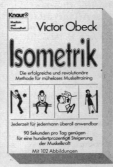

Sponsel, Heinz:
Die Heilkräfte der Natur
224 S. Band 7441

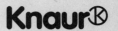

Sachbuch

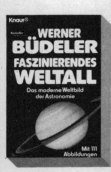

**Büdeler, Werner:
Faszinierendes
Weltall**
Das moderne Weltbild
der Astronomie. 272 S.
mit 100 Abb. Band 3700

**Berlitz, Charles:
Das Atlantis-Rätsel**
196 S. mit 15 Fotos,
23 Abb. Band 3561

**Berlitz, Charles:
Weltuntergang 1999**
Droht der Menschheit
die Apokalypse?
192 S. Band 3703

**Berlitz, Charles/
Manson, Valentine J.:
Das Bermuda-
Dreieck**
Augenzeugen von bisher
ungeklärten Phänomenen im Bermuda-Dreieck
kommen zu Wort.
216 S. mit 53 Abb.
Band 3500

**Fischer-Fabian, S.:
Die deutschen
Cäsaren**
Triumph und Tragödie
der Kaiser des Mittelalters. 320 S.
mit 50 Abb. Band 3606

**Fischer-Fabian, S.:
Die ersten Deutschen**
Der Bericht über das
rätselhafte Volk der
Germanen.
319 S. mit 50 Abb.
Band 3529

**Fischer-Fabian, S.:
Preußens Gloria**
Der Aufstieg eines
Staates.
352 S. mit 31 Abb.
Band 3695

**Fischer-Fabian, S.:
Preußens Krieg
und Frieden**
Der Weg ins Deutsche
Reich.
320 S. Band 3720

**George, Uwe:
In den Wüsten
dieser Erde**
Ein packender Report
über die Geheimnisse
der Wüste.
432 S. Band 3714

**Kersten, Holger:
Jesus lebte in Indien**
Kersten verfolgte die
Spuren Jesu und
kommt zu sensationellen Schlüssen.
280 S. Band 3712

**Kerremans, Chuck/
Kerremans, Marlies:
Wundern inbegriffen**
Die Weltwunder
unserer Zeit.
223 S. Band 3694

**Ogger, Günter:
Kauf dir einen Kaiser**
Die Geschichte
der Fugger.
352 S. Band 3613

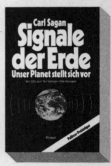

**Sagan, Carl:
Signale der Erde**
Unser Planet stellt
sich vor.
301 S. mit 320 z.T.
farb. Abb. Band 3676

**Sagan, Carl:
...und werdet sein
wie Götter**
Das Wunder der menschlichen Intelligenz.
272 S. mit 81 Abb.
Band 3646

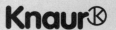

Sachbuch

Champdor, Albert:
Das Ägyptische Totenbuch
In Bild und Deutung.
208 S. Mit zahlr. Abb.
Band 3626

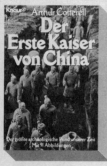

Cotterell, Arthur:
Der Erste Kaiser von China
Der größte archäologische Fund unserer Zeit.
240 S. Band 3715

Charroux, Robert:
Vergessene Welten
Auf den Spuren des Geheimnisvollen.
288 S., 53 Abb.
Band 3420

Eisele, Petra:
Babylon
Pforte der Götter und Große Hure.
368 S. Mit 77 z. T. farb. Abb. Band 3711

Hovin, Thomas:
Der Goldene Pharao
Tut-ench-Amun.
319 S. Band 3639

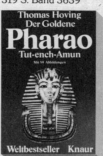

Keller, Werner:
Und wurden zerstreut unter alle Völker
Die nachbiblische Geschichte des jüdischen Volkes.
544 S. 38 Abb.
Band 3325

Mauer, Kuno:
Die Samurai
Ihre Geschichte und ihr Einfluß auf das moderne Japan.
384 S. Mit 29 Abb.
Band 3709

Pörtner, Rudolf:
Operation Heiliges Grab
Legende und Wirklichkeit der Kreuzzüge (1095–1187).
480 S. Mit zahlr. Abb.
Band 3618

Stingl, Miloslav:
Den Maya auf der Spur
Die Geheimnisse der indianischen Pyramiden.
313 S. Mit Abb.
Band 3691

Stingl, Miloslav:
Die Inkas
Ahnen der »Sonnensöhne«.
288 S. Mit zahlr. Abb.
Band 3645

Stingl, Miloslav:
Indianer vor Kolumbus
Von den Prärie-Indianern zu den Inkas.
336 S. Mit 140 Abb.
Band 3692

Tichy, Herbert:
Weiße Wolken über gelber Erde
Eine Reise in das Innere Asiens.
416 S. Mit 16 Abb.
Band 3710

Tompkins, Peter:
Cheops
Die Geheimnisse der Großen Pyramide, Zentrum allen Wissens der alten Ägypter.
296 S. Mit zahlr. Abb.
Band 3591

Vandenberg, Philipp:
Nofretete, Echnaton und ihre Zeit
272 S. Mit z. T. farb. Abb.
Band 3545

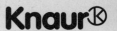

Esoterik

Cobbaert, Anne-Marie:
Graphologie
287 S. Band 4102

Delacour, Jean-Baptiste:
Aus dem Jenseits zurück
143 S. Band 4103

Ford, Arthur:
Bericht vom Leben nach dem Tode
240 S. Band 3636

Hunt, Diana:
Partner unter guten Sternen
224 S. Band 7611

Keller, Werner:
Was gestern noch als Wunder galt
432 S. Mit 115 Abb.
Band 3436

Klossowski de Rola, Stanislav:
Alchemie
223 S. Mit 193 meist farb. Abb. Band 4105

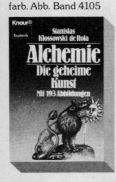

Mangoldt, Ursula von:
Schicksal in der Hand
256 S. Mit 72 Abb.
Band 4104

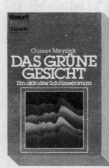

Meyrink, Gustav:
Das grüne Gesicht
Ein okkulter Schlüsselroman.
224 S. Band 4110

Rawson, Philip:
Tantra
Der indische Kult der Ekstase
192 S. Mit 198 z. T. farb. Abb. Band 3663

Rawson, Philip und Legeza Laszlo:
Tao
184 S. Mit 202 Abb.
Band 3673

Ropp, Robert S. de:
Das Meisterspiel
288 S. Mit 17 Zeichn.
Band 4109

Ryzl, Dr. Milan:
Parapsychologie
Tatsachen und Ausblicke.
256 S. Band 4106

Sakoian, Frances und Louis S. Acker:
Das große Lehrbuch der Astrologie
560 S. Mit zahlr. Zeichn.
Band 7607

Stangl, Anton:
Die Sprache des Körpers
160 S. Band 4101

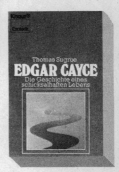

Sugrue, Thomas:
Edgar Cayce
448 S. Band 4107

Timms, Moira:
Zeiger der Apokalypse
Harmageddon und neues Zeitalter.
288 S. Mit 24 Zeichnungen und Fotos.
Band 4108